Hefte zur Unfallheilkunde
Beihefte zur Zeitschrift „Der Unfallchirurg"

Herausgegeben von:
J. Rehn, L. Schweiberer und H. Tscherne

204

AF137500

L. Gotzen F. Baumgaertel (Hrsg.)

Bandverletzungen am Sprunggelenk

Grundlagen Diagnostik Therapie

Mit 55 Abbildungen

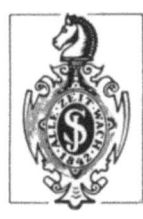

Springer-Verlag
Berlin Heidelberg New York
London Paris Tokyo Hong Kong

Reihenherausgeber

Prof. Dr. Jörg Rehn
Mauracher Straße 15, D-7809 Denzlingen

Prof. Dr. Leonhard Schweiberer
Direktor der Chirurgischen Universitätsklinik München-Innenstadt
Nußbaumstraße 20, D-8000 München 2

Prof. Dr. Harald Tscherne
Medizinische Hochschule, Unfallchirurgische Klinik
Konstanty-Gutschow-Straße 8, D-3000 Hannover 61

Bandherausgeber

Prof. Dr. Leo Gotzen
Dr. Friedrich Baumgaertel

Klinik für Unfallchirurgie, Philipps-Universität
Baldingerstraße, D-3550 Marburg/Lahn

Symposium der Arbeitsgemeinschaft für Sportverletzungen der
Deutschen Gesellschaft für Chirurgie (CASV)

ISBN-13: 978-3-540-51318-6   e-ISBN-13: 978-3-642-74855-4
DOI: 10.1007/978-3-642-74855-4

CIP-Titelaufnahme der Deutschen Bibliothek.
Bandverletzungen am Sprunggelenk: Grundlagen, Diagnostik, Therapie: Symposium der Arbeitsgemeinschaft
für Sportverletzungen der Deutschen Gesellschaft für Chirurgie (CASV)/L. Gotzen; F. Baumgaertel (Hrsg.).–
Berlin; Heidelberg; New York; London; Paris; Tokyo; Hong Kong: Springer, 1989
(Hefte zur Unfallheilkunde; 204)

NE; Gotzen, Leo [Hrsg.]; Deutsche Gesellschaft für Chirurgie/Arbeitsgemeinschaft für Sportverletzungen; GT
Die Wiedergabe von Gebrauchsnamen, Handelsnamen, Warenbezeichnungen usw. in diesem Buch berechtigt
auch ohne besondere Kennzeichnung nicht zu der Annahme, daß solche Namen im Sinne der Warenzeichen-
und Markenschutz-Gesetzgebung als frei zu betrachten wären und daher von jedermann benutzt werden
dürften.
Produkthaftung: Für Angaben über Dosierungsanweisungen und Applikationsformen kann vom Verlag keine
Gewähr übernommen werden. Derartige Angaben müssen vom jeweiligen Anwender im Einzelfall anhand
anderer Literaturstellen auf ihre Richtigkeit überprüft werden.
Gesamtherstellung: E. Kieser, Neusäß
2124/3140-5 4 3 2 1 0 – Gedruckt auf säurefreiem Papier

Vorwort

Sport ist die dominierende Ursache für Bandverletzungen am Sprunggelenk. In den letzten Jahren sind zahlreiche Publikationen mit neuen Erkenntnissen zur funktionellen Anatomie und Biomechanik, Diagnostik und Heilung der Bandläsionen unter differenten therapeutischen Bedingungen erschienen. Das nach wie vor ungebrochene traumatologische Interesse an dieser Thematik und die kontrovers geführten Diskussionen über das adäquate diagnostische und therapeutische Vorgehen nahm die Arbeitsgemeinschaft für Sportverletzungen der Deutschen Gesellschaft für Chirurgie zum Anlaß, die Bandverletzungen am Sprunggelenk in einem Symposium, das im September 1988 in Marburg stattfand, schwerpunktmäßig abzuhandeln. Die große Resonanz dieser Tagung ließ es angebracht erscheinen, die Beiträge in der Schriftenreihe „Hefte zur Unfallheilkunde" zusammenzufassen. Dem Leser wird ein breit gefächerter, aktueller Überblick über die vielschichtige Problematik des bandverletzten Sprunggelenkes geboten, angefangen von epidemiologischen Daten zur sportartbezogenen Häufigkeit und Lokalisation von Sportverletzungen über die anatomischen und biomechanischen Grundlagen, die Verletzungsmorphologie und Diagnostik bis hin zur Therapie frischer Verletzungen und chronischer Instabilitäten sowie zur sportlichen Rehabilitation.

Obwohl bei diesem Symposium über praktisch wichtige Fragen, insbesondere darüber, ob bei frischen Bandrupturen konservativ-funktionell oder operativ behandelt werden soll, keine Einigung erzielt wurde, dürfte der vorliegende Band für diejenigen, die sich klinisch und wissenschaftlich mit Bandläsionen am Sprunggelenk beschäftigen, und vor allem auch für sporttraumatologisch Tätige, eine wertvolle Orientierungshilfe und umfassende Informationsquelle darstellen.

Die Herausgeber

Inhaltsverzeichnis

Zur Epidemiologie von Sportverletzungen unter besonderer Berücksichtigung der Bandverletzungen am Sprunggelenk (H. Knaepler, J. Pöhlmann und M. Schnabel)   1

Funktionelle Anatomie und Biomechanik der Sprunggelenke (H.-M. Schmidt) 9

Verletzungsmechanik und Verletzungsmorphologie der Bandverletzungen am Sprunggelenk (W. Mutschler und S. Rübenacker) 23

Physical Properties of Normal and Injured Ligaments (F. Bøjsen-Möller) 29

Wertigkeit klinischer und radiologischer Diagnostik bei Kapselbandverletzungen am Sprunggelenk (E. Orthner) 33

Erstmaßnahmen an der Sportstätte bei Bandverletzungen am Sprunggelenk und die Behandlung des Distorsionstraumas (H. E. van Alste) 39

Äußere Stabilisationshilfen bei fibulärer Bandläsion und Verletzungsprävention (A. Stacoff, B. Segesser und E. Stüssi) 47

Indikation, Technik und Ergebnisse der operativen Behandlung (am Außenband) (H. Seiler) 57

Außenbandverletzungen am Sprunggelenk – Indikation, Technik und Ergebnisse der operativen Behandlung (K. Weise) 61

2-Jahresergebnisse zur primär funktionellen Behandlung der fibularen Bandruptur am OSG (H. Zwipp, R. Hoffmann, H. Thermann und H. Tscherne) 67

Befunde und Vorgehen bei der sog. second-stage-Ruptur (H. Zwipp, E. Scola, H. Bartels und Ch. Weist) 73

Funktionelle und morphologische Auswirkungen der chronischen Instabilität am Sprunggelenk (R. Letsch und K. P. Schmit-Neuerburg) 81

Periostlappenplastik bei der chronischen anterolateralen Rotationsinstabilität des oberen Sprunggelenkes (F. Baumgaertel, W. Franck und R. Willms) 89

VIII

Vorgehen, Ergebnisse und Sportfähigkeit nach Bandplastiken am oberen und
unteren Sprunggelenk (H. Zwipp) 97

Arthroskopische Chirurgie bei der chronischen Instabilität des oberen
Sprunggelenks (Th. Tiling) 105

Funktionelles musculäres Aufbautraining nach Sprunggelenksverletzungen
(R. Gebel) 109

Sachverzeichnis 117

Referentenverzeichnis

van Alste, H.E., Dr.; Chirurg. Abteilung, Kreiskrankenhaus, D-3006 Großburgwedel

Bartels, H., Dr.; Abt. für Elektronenmikroskopie und Zellbiologie, Zentrum Anatomie, Medizinische Hochschule Hannover, Konstanty-Gutschow-Straße 8, D-3000 Hannover 61

Baumgaertel, F., Dr.; Klinik für Unfallchirurgie, Philipps-Universität, Baldingerstraße, D-3550 Marburg/Lahn

Bojsen-Møller, F., Prof. Dr.; Laboratory for Functional Anatomy, Panum Institute, University of Copenhagen, Blegdamsvej 3, DK-2200 Copenhagen N

Franck, W., Dr.; Klinik für Unfallchirurgie, Philipps-Universität, Baldinger Straße, D-3550 Marburg

Gebel, R.; Fa. SPOREG, Strahlenberger Straße 105, D-6050 Offenbach

Hoffmann, R., Dr.; Unfallchirurg. Klinik, Medizinische Hochschule Hannover, Konstanty-Gutschow-Straße 8, D-3000 Hannover 61

Knaepler, H., Dr.; Klinik für Unfallchirurgie, Philipps-Universität, Baldinger Straße, D-3550 Marburg/Lahn

Letsch, R., Dr.; Abt. für Unfallchirurgie, Univ.-Klinikum Essen, GHS Essen, Hufelandstraße 55, D-4300 Essen

Mutschler, W., Priv.-Doz. Dr.; Abt. für Unfallchirurgie, Hand-, Plastische und Wiederherstellungschirurgie, Universität Ulm, Steinhövelstraße 9, D-7900 Ulm

Orthner, E., Dr.; I. Univ.-Klinik für Unfallchirurgie, Alser Straße 4, A-1097 Wien

Pöhlmann, J., Dr.; Klinik für Unfallchirurgie, Philipps-Universität, Baldinger Straße, D-3550 Marburg/Lahn

Rübenacker, S., Dr.; Abt. für Unfallchirurgie, Hand-, Plastische und Wiederherstellungschirurgie, Universität Ulm, Steinhövelstraße 9, D-7900 Ulm

Schmidt, H.-P., Prof. Dr.; Anatomisches Institut, Rheinische-Friedrich-Wilhelms-Universität, Nußallee 10, D-5300 Bonn 1

Schmit-Neuerburg, K.P., Prof. Dr.; Abteilung für Unfallchirurgie, Univ.-Klinikum Essen, GHS Essen, Hufelandstraße 55, D-4300 Essen

Schnabel, M., Dr.; Klinik für Unfallchirurgie, Philipps-Universität, Baldinger Straße, D-3550 Marburg/Lahn

Scola, E., Dr.; Unfallchirurg. Klinik, Medizinische Hochschule Hannover, Konstanty-Gutschow-Straße 8, D-3000 Hannover 61

Segesser, B., Dr.; Laboratorium für Biomechanik, ETH Zürich, ETH-Zentrum, CH-8092 Zürich

Seiler, H., Priv.-Doz. Dr.; Abt. Unfallchirurgie, Chirurg. Univ.-Klinik, D-6650 Homburg/Saar

Stacoff, A.; Laboratorium für Biomechanik, ETH Zürich, ETH-Zentrum, CH-8092 Zürich

Stüssi, E., Dr.; Laboratorium für Biomechanik, ETH Zürich, ETH-Zentrum, CH-8092 Zürich

Thermann, H., Dr.; Unfallchirurg. Klinik, Medizinische Hochschule Hannover, Konstanty-Gutschow-Straße 8, D-3000 Hannover 61

Tiling, Th., Prof. Dr.; II. Chirurg. Lehrstuhl der Universität Köln, Klinikum Köln-Merheim, Ostmerheimer Straße 200, D-5000 Köln 91

Tscherne, H., Prof. Dr.; Unfallchirurg. Klinik, Medizinische Hochschule Hannover, Konstanty-Gutschow-Straße 8, D-3000 Hannover 61

Weise, K., Dr.; Berufsgenossenschaftl. Unfallklinik, Rosenauer Weg 95, D-7400 Tübingen

Weist, Ch., Dr.; Unfallchirurg. Klinik, Medizinische Hochschule Hannover, Konstanty-Gutschow-Straße 8, D-3000 Hannover 61

Willms, R., Dr.; Klinik für Unfallchirurgie, Philipps-Universität, Baldinger Straße, D-3550 Marburg

Zwipp, H., Priv.-Doz. Dr.; Unfallchirurg. Klinik, Medizinische Hochschule Hannover, Konstanty-Gutschow-Straße 8, D-3000 Hannover 61

Zur Epidemiologie von Sportverletzungen unter besonderer Berücksichtigung der Bandverletzungen am Sprunggelenk

H. Knaepler, J. Pöhlmann und M. Schnabel

Klinik für Unfallchirurgie der Philipps-Universität Marburg/Lahn
(Leiter: Prof. Dr. L. Gotzen) Baldinger Straße, D-3550 Marburg

Einleitung

Eine epidemiologische Studie kann bei konkreten Fragestellungen und genau definierten Zielgruppen Aufschlüsse über die Verteilung und speziellen Merkmale eines bestimmten Krankengutes innerhalb einer Patienten- oder Bevölkerungsgruppe geben. Nach der Definition von Pschyrembel [17] bedeutet Epidemiologie „Seuchenlehre". Zwar erscheint diese Definition in Verbindung mit Sporttreibenden unangebracht, dennoch belegen statistische Analysen, daß sehr viele Menschen Sport treiben und sich dabei häufig verletzen.

Sport ist fester Bestandteil des gesellschaftlichen Lebens geworden. Nach Erhebungen des DSB von 1986 sind ca. 28% der deutschen Bevölkerung in Vereinen organisiert, zwei Drittel zumindest im Sinne des Breitensportes aktiv [2, 20]. Auch volkswirtschaftlich ist der Sport ein wichtiger Faktor; bereits 1981 betrug der Umsatz der Freizeitindustrie ca. 18 Milliarden DM.

Die Zahl der verletzten Sportler wird in der Bundesrepublik Deutschland auf 1,5 Millionen pro Jahr geschätzt. Für die Schweiz sind die Zahlen der Schweizerischen Unfallversicherungsanstalt (SUVA) mit 150 000 pro Jahr genauer festzulegen [6, 7, 20]. Diese Unfälle verursachen in der Bundesrepublik Deutschland jährliche Kosten von ca. 5 Milliarden DM. Diesem auf den ersten Blick erschreckend hohen Betrag stehen jedoch geschätzte Kosten für Bewegungsmangelkrankheiten von 60 Milliarden DM pro Jahr gegenüber [4]. Bei einer Analyse der Verletzungsschwere (Invaliditätsrate pro Zahl der Unfälle) stehen Reiten und Skifahren deutlich vor dem Volkssport Fußball, der vor Basketball und Handball in der Unfallhäufigkeit einzelner Sportarten (Sportunfälle pro versichertem Sportler) führt. Todesfälle werden beim Segelfliegen und Tauchen sowie dem Reiten besonders oft registriert. Diese sind aber nicht immer traumatischer Natur [9].

Eigene Untersuchungen und Ergebnisdiskussion

In einer retrospektiven Studie haben wir für das Jahr 1987 die frischen Erstverletzungen unseres stationären und ambulanten Krankengutes eruiert und analysiert. Die ermittelten Daten wurden auf Erfassungsbögen verschlüsselt und datentechnisch mittels PC ausgewertet.

Von den so registrierten 13 615 Patienten, die 1987 zur Erstbehandlung in unsere Klinik kamen, wiesen 945 (6,8%) eine frische Sportverletzung auf. Eine Voranalyse ergab für 1985 einen Anteil von 10,2%. Diese Prozentsätze liegen im Referenzbereich von 4–12%, die andere Autoren angeben [7, 13, 15, 17, 18, 19].

Hefte zur Unfallheilkunde, Heft 204
L. Gotzen/F. Baumgaertel (Hrsg.)
© Springer-Verlag Berlin Heidelberg 1989

Die weitere Auswertung der Daten ergab folgende Ergebnisse:

1. *Eine stationäre Behandlung* der Sportler erfolgte in 24,3%, gegenüber 22,6% im Gesamtkollektiv. Dies läßt einen Rückschluß auf die Verletzungsschwere zu. Bei Sportlern überwiegen wie bei den übrigen Patienten solche Verletzungen, die ambulant behandelt werden können.
2. *Die Geschlechterverteilung* zeigte ein deutliches Überwiegen der Männer mit 73% gegenüber den Frauen mit 27%. Dies spiegelt einerseits die höhere sportliche Aktivität der Männer, andererseits auch die von ihnen ausgeübten verletzungsträchtigeren Sportarten wieder.
3. Die Aufschlüsselung in Altersgruppen wies den erwartet hohen Anteil von jungen Menschen zwischen 10 und 30 Jahren (75,3%) auf. Neben der Tatsache, daß Marburg als Universitätsstadt einen niedrigeren Altersdurchschnitt hat, entspricht diese Altersverteilung auch anderen Erhebungen. Während bis zum 20. Lebensjahr der Anteil der Frauen gegenüber den Männern noch relativ hoch ist, verringert er sich danach von 35,8 auf 20,4% bis zum 30. Lebensjahr (Abb. 1). Frauen treiben demnach im Anschluß an ihre Ausbildung oder Schulzeit wesentlich weniger Sport als Männer, eine Änderung betriebener Sportarten ist nicht zu vermuten.
4. *Die Verteilung der Sportunfälle* über das Jahr zeigte einen Häufigkeitsanstieg im Frühjahr und Herbst. Die hohe Anzahl im Frühjahr kann mögliche Folge des Semesteranfanges (April) bzw. „Beendigung des Winterschlafes" sein. Im Herbst (August und September) beginnt die Fußballsaison, was wesentlichen Einfluß auf die Gesamtzahlen hat. Bemerkenswert ist das Sommerloch, wo Semsterferien, Fußballpause und Haupttreisezeit zusammenfallen (Abb. 2).

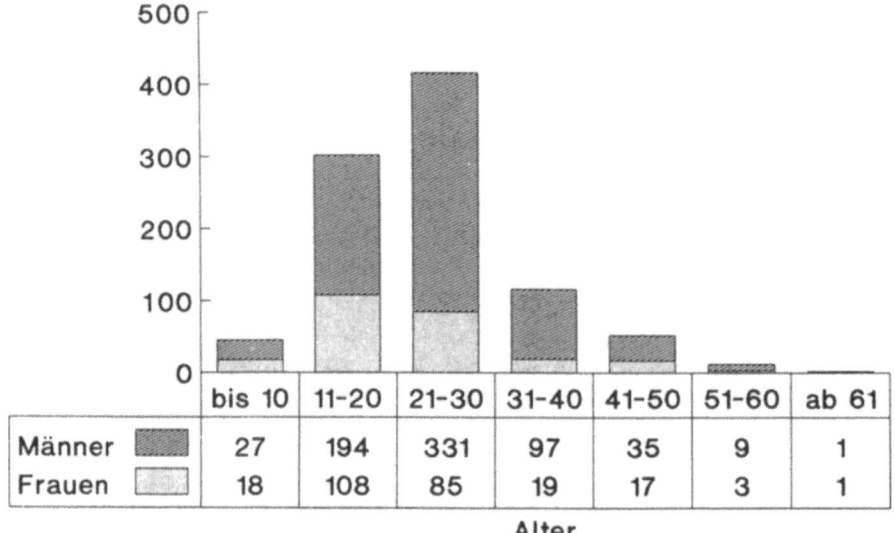

	bis 10	11–20	21–30	31–40	41–50	51–60	ab 61
Männer	27	194	331	97	35	9	1
Frauen	18	108	85	19	17	3	1

Alter

Abb. 1. Alters- und Geschlechtsverteilung der frisch verletzten Sportler des Jahres 1987 (n = 945)

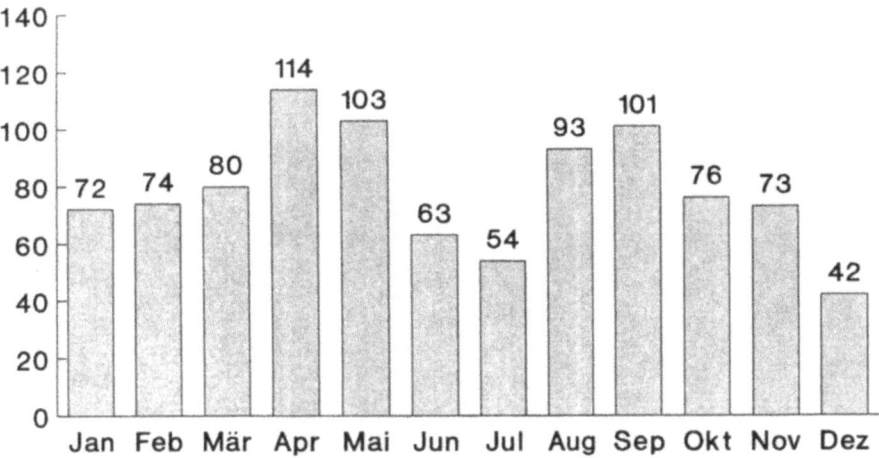

Abb. 2. Verteilung der Sportunfälle nach Monaten (n = 945)

Ein weiterer interessanter Punkt ist das Patientenaufkommen an den einzelnen Wochentagen. Dadurch, daß unsere Klinik eine Notaufnahme und Poliklinik unterhält, sahen wir bei der Verteilung auf die Woche (Abb. 3) eine höhere Patientzahl am Mittwoch, an dem die Praxen der niedergelassenen Ärzte geschlossen sind, und am Wochenende, wo auch sogenannte Bagatellverletzungen an die Klinik weitergeleitet werden. Die Zahl der am Samstag und Sonntag behandelten Patienten belief sich auf mehr als das Doppelte.

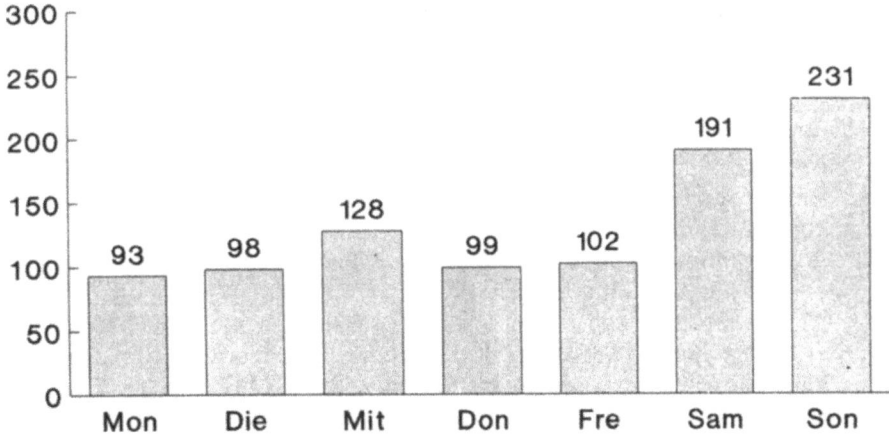

Abb. 3. Verteilung der Sportunfälle nach Wochentagen (n = 945)

4

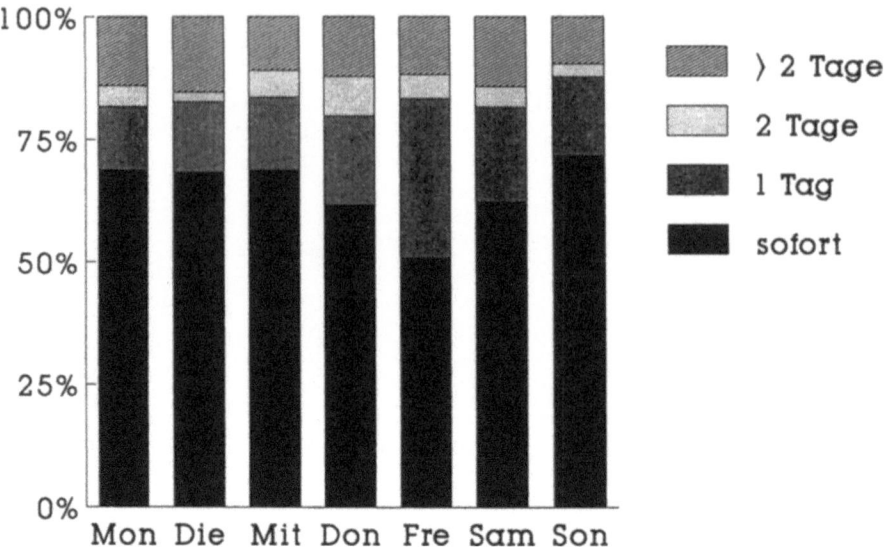

100% ⌐

75%

50%

25%

0% ⌐

Mon Die Mit Don Fre Sam Son

Legend:
) 2 Tage
2 Tage
1 Tag
sofort

Abb. 4. Zeitliches Intervall zwischen Unfallereignis und Erstbehandlung in unserer Klinik an den einzelnen Wochentagen

5. *Das zeitliche Verhalten des Sportlers* vom Unfall bis zur Vorstellung in der Klinik wurde überprüft. Analysiert man die Zusammensetzung des Patientengutes an den einzelnen Wochentagen, so fiel auf, daß von Montag bis Freitag 67–73% der Verletzten sich direkt am Unfalltag versorgen ließen. Am Freitag war der Anteil der sich sofort vorstellenden Patienten besonders gering. Diese stellten sich in einem hohen Prozentsatz erst am Wochenende in der Klinik vor, so daß neben den akut verletzten Sportlern des Wochenendes diese Patienten noch dazu kommen. Insgesamt betrug der Anteil der am Samstag und Sonntag behandelten Patienten 44% des gesamten Patientenaufkommens der Woche (Abb. 4).

6. *Bei der Verteilung der Sportarten* überwog der Ballsport, wobei Verletzungen beim Fußball mit fast 36% an erster Stelle standen. Dies muß teilweise als lokaltypischer Faktor angesehen werden. In speziell auf Sportverletzungen ausgerichtete Kliniken oder in Regionen, in denen andere Sportarten überwiegen, kann sich eine andere Verteilung ergeben.

7. *Die Aufschlüsselung nach den betroffenen Körperregionen* ergab im Vergleich mit einer groß angelegten Studie von Franke von 1978 [8] eine weitgehende Übereinstimmung (Abb. 5). Am häufigsten waren in unserer Klinik mit 58% die unteren Extremitäten verletzt. Steinbrück konnte nachweisen, daß in einem Zeitraum von 15 Jahren die untere Extremität zunehmend häufiger verletzt wurde [20]. 51% dieser Verletzungen waren in unserem Kollektiv am oberen Sprunggelenk lokalisiert, wobei es sich größtenteils um Bandrupturen (47%) handelte (Abb. 6). Als Ursache dieser Bandrupturen überwogen bei weitem die Ballsportarten (Abb. 7). Das Kniegelenk war in unserem Krankengut zu 22% verletzt. Zu ähnlichen Ergebnissen kommt Weise [22]. Lediglich der Anteil der Jogger ist in unserer Studie deutlich höher. Besonders häufig erlitten die Volleyballspieler eine Bandruptur, die einen weit geringeren Anteil im Gesamtkollektiv ausmachen (Abb. 8).

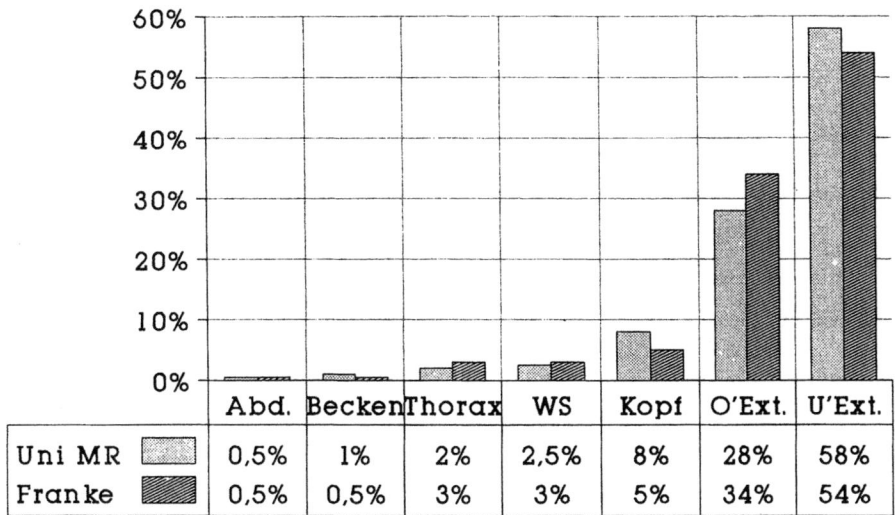

Uni MR	Abd.	Becken	Thorax	WS	Kopf	O'Ext.	U'Ext.
Uni MR	0,5%	1%	2%	2,5%	8%	28%	58%
Franke	0,5%	0,5%	3%	3%	5%	34%	54%

Abb. 5. Häufigkeit der betroffenen Körperregionen im Vergleich zwischen den Erhebungen von Franke (n = 12 672) und den eigenen Untersuchungen (n = 945)

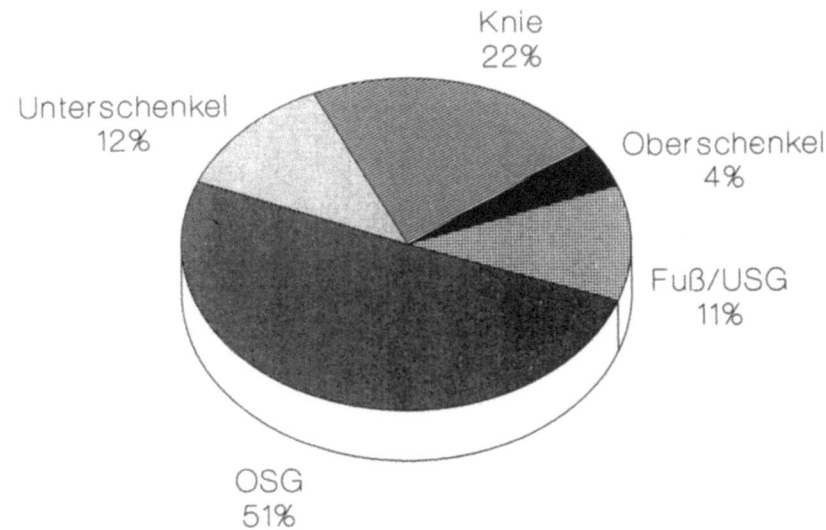

Abb. 6. Verteilung der Sportverletzungen an der unteren Extremität (n = 558)

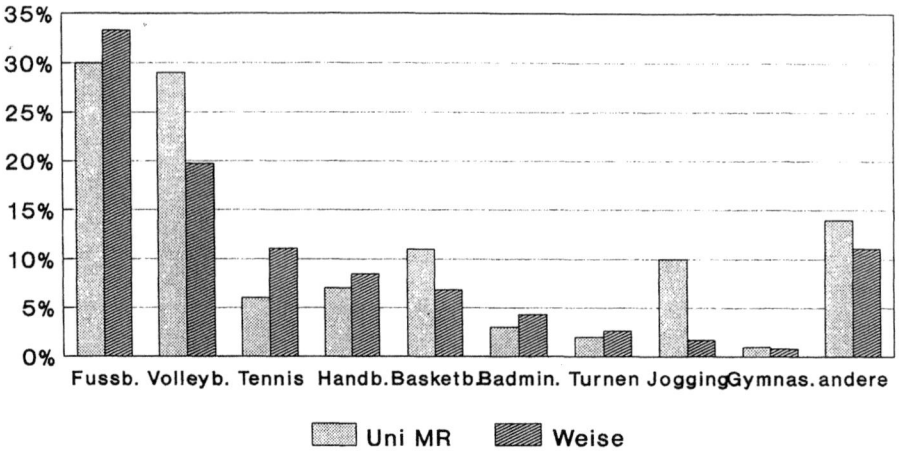

Abb. 7. Anteil einzelner Sportarten an den fibularen Bandrupturen. Vergleich zwischen den Erhebungen von Weise (n = 117) und den eigenen Untersuchungen (n = 130)

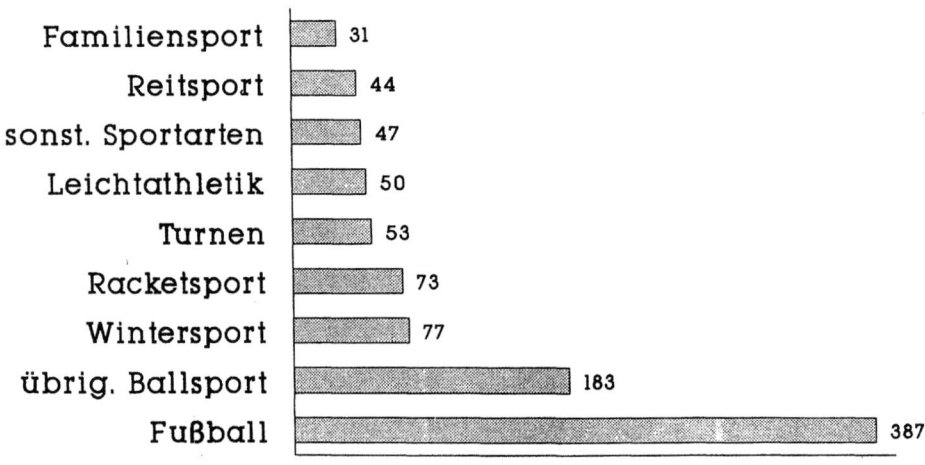

- Abb. 8. Verteilung der Verletzungen auf einzelne Sportarten (n = 945)

8. *Der Anteil der Verletzungen am oberen Sprunggelenk* im Gesamtkollektiv betrug bei uns 29,3%. Es erscheint daher besonders interessant, die verschiedenen Sportarten nach der Verletzungsträchtigkeit am oberen Sprunggelenk zu vergleichen. Aus der Abb. 9 ist ersichtlich, daß Fußballer nahezu den Mittelwert von 29,3% anteilmäßiger Sprunggelenksverletzungen aufweisen. Für die Sportarten, die über 29% liegen bzw. unter 29%, ergibt sich daraus ein erhöhtes bzw. erniedrigtes Risiko hinsichtlich der Verletzungsgefahr am oberen Sprunggelenk. Bemerkenswert ist die geringe Wahrscheinlichkeit beim Wintersport eine Bandruptur zu erleiden. Dies ist durch die modernen Skistiefel zu erklären, die jedoch als Nachteil eher zu Kapselbandverletzungen des Kniegelenkes führen. Von den 42 verletzten Skifahrern hatten 4,8% Verletzungen des oberen Sprunggelenkes und 36% Kapselbandverletzungen des Kniegelenkes.

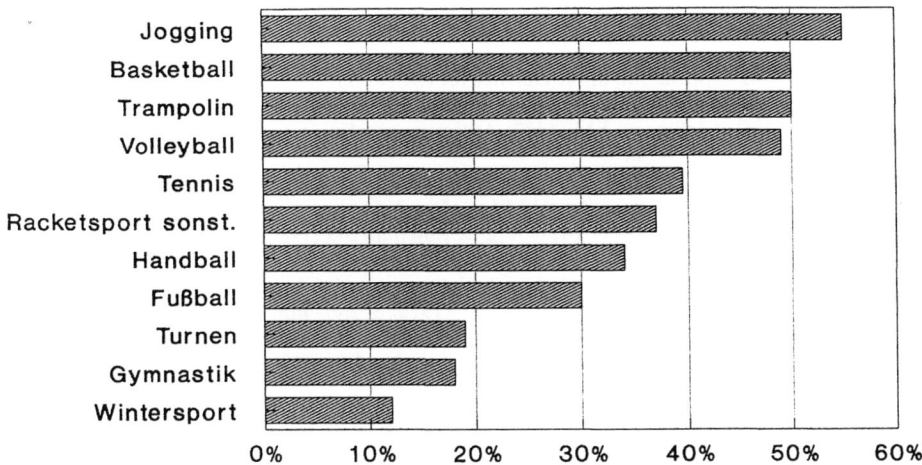

Abb. 9. Anteil der Verletzungen am oberen Sprunggelenk bei verschiedenen Sportarten. Das durchschnittliche Risiko einer OSG-Verletzung betrug 29,31% (n = 277)

Abschließender Kommentar

Aus unserer epidemiologischen Studie lassen sich keine allgemein verbindlichen Aussagen ableiten. So sind viele Einflußgrößen wie Altersverteilung der Patienten, Häufigkeit bestimmter Sportarten oder Freizeitverhalten abhängig von lokalen Gegebenheiten. Da unsere Klinik neben dem speziell universitären Krankengut auch für die Regelversorgung der Bevölkerung zuständig ist, kann man davon ausgehen, daß die für das Jahr 1987 erhobenen Daten über die Häufigkeit, Art und Verteilung der frischen Sportverletzungen an einem durchschnittlichen Patientengut gewonnen wurden.

Ob eine sich über mehrere Jahre erstreckende Studie zu anderen als dem oben getroffenen Feststellungen und Interpretationen geführt hätte, bleibt spekulativ. Interessant ist aber, daß sich beim Vergleich unserer Ergebnisse mit langfristigen, anderenorts vorgenommenen Untersuchungen keine wesentlichen Unterschiede erkennen ließen.

Mit Einschränkung erlaubt es unsere Studie, Risikobewertungen einzelner Sportarten hinsichtlich spezifischer Verletzungen vorzunehmen. Dies gilt vor allem für die Sprunggelenksverletzungen im speziellen für die fibularen Bandläsionen. Obwohl die meisten Patienten eine Sportverletzung bei Ballsportarten erlitten, wiesen die Jogger und Trampolinspringer das höchste Durchschnittsrisiko auf, einen fibularen Bandschaden zu erleiden. Bei den Ballsportlern selbst zeigten sich die Basketballer und Volleyballer besonders gefährdet für eine fibulare Bandruptur.

Aufgrund des hohen Anteils ligamentärer Sprunggelenksläsionen durch Sportunfälle verdienen diese Verletzungen unsere besondere sporttraumatologische Aufmerksamkeit hinsichtlich Prävention, Diagnostik und Therapie.

8

Literatur

1. Biener K (1982) Sportmedizin, 1. Harthecker (Schweiz)
2. Deutscher Sportbund. Bestandserhebung 1984, 1985, 1986
3. Devereaux MD, Lachmann SM (1983) Athletes attending a sports injury clinic – a review. Brit J Sports Med 17: 137–142
4. Dürrwächter H, Mellerowicz H (1984) Bewegungsmangelkrankheiten und Sportverletzungen: Ein Kostenphänomen. Dtsch Ärztebl 81: 3150–3151
5. Ekstrand J, Gillquist J, Möller M, Öberg B, Liljedahl SO (1983) Incidence of soccer injuries and their relation to training and team success. Am J Sports Med 11: 63–67
6. Erler M, Schneider E (1985) Unfallgefahr bei verschiedenen Sportarten. Diagnostik 18: 12–15
7. Fasler S (1976) Sportunfälle. Statistik 1963–1973. Sozial- und Präventivmed. 21: 296–301
8. Franke K (1986) Traumatologie des Sports. VEB Verlag Volk und Gesundheit Berlin
9. Hess H, Kunz M (1985) Dauerinvalidität und Berufsunfähigkeit nach Sportverletzungen. Lebensversicherungsmedizin 2: 40–43
10. Jenoure P, Feinstein R, Segesser B (1988) Epidemiologie der Sportverletzungen. Med Orth Tech 108: 80–82
11. Kannus P, Aho H, Järvinen M, Niittymäki S (1987) Computerized recording of visits to an outpatient sports clinic. Am J Sports Med 15: 79–85
12. Keller CS, Noyes FR, Buncher CR (1987) The medical aspects of soccer injury epidemiology. Am J Sports Med 15: 230–237
13. Maehlum S, Daljord OA (1984) Acute sports injuries in Oslo: A one year study. Brit J Sports Med 18: 181–185
14. Marti B, Abelin TH, Schoch O (1986) Zur Epidemiologie laufbedingter Beschwerden bei Joggern. Schweiz Med Wochenschr 116: 603–608
15. Neusel E, Engelhardt GH (1982) Sportverletzungen in einer chirurgischen Poliklinik. In: Hefte Unfallheilkd, 158. Springer, Berlin Heidelberg New York Tokyo, S 618–621
16. Paulson JA (1988) The epidemiology of injuries in adolescents. Pediatric Annals 17: 84–96
17. Psychrembel (1986) Klinisches Wörterbuch, 255. Aufl. Walter de Gruyter, Berlin New York
18. Sadat-Ali M, Sankaran-Kutty M (1985) Sports injuries in Saudi Arabia. Brit J Sports Med 19: 28–29
19. Sandelin J, Kiviluoto O, Santavirta S, Honkanen R (1985) Outcome of sports injuries in a casualty department. Brit J Sports Med 19: 103–106
20. Steinbrück K (1987) Epidemiologie von Sportverletzungen 15-Jahres-Analyse einer sportorthopädischen Ambulanz. Sportverletzungen – Sportschaden 1: 2–12
21. Steinmann R, Hartel W, Pilz J (1988) Verletzungen und Schäden beim Sport. Wehrmed Monatsschr 5: 221–225
22. Weise K, Rupf G, Weinelt J (1988) Die laterale Bandverletzung des OSG beim Sport. Akt Traumatol 18: 54–66

Funktionelle Anatomie und Biomechanik der Sprunggelenke

H.-M. Schmidt

Anatomisches Institut der Rheinischen Friedrich-Wilhelms-Universität, Nußallee 10, D-5300 Bonn 1

Die Sprunggelenke des Menschen sind kompliziert aufgebaute Bewegungseinrichtungen zwischen Unterschenkel und Fuß. Sie sind der aufrechten Körperhaltung angepaßt und unterstützen eine ungehinderte Fortbewegung. Das obere Sprunggelenk, *articulatio talocruralis*, besitzt sechs unterschiedlich große Gelenkflächen. Körpernah befinden sie sich an der distalen Tibiaepiphyse und an den Innenseiten der Waden- und Schienbeinknöchel. Sie gestalten das Rollendach und die Wangen der Malleolen. Korrespondierend dazu stellt die Trochlea tali Artikulationsflächen, die als Rollenmantel und Rollenwangen bezeichnet werden. Die Knorpelflächen des oberen Sprunggelenkes sind in ihren Flächengrößen und -umrissen allerdings nicht deckungsgleich. Die Trochlea tali ist parallel zu ihrer Längenausdehnung etwa 30% größer als die korrespondierende Stützfläche an der Tibia (Abb. 1), während in der Breite nur geringfügige Unterschiede bestehen. Tibiale und fibulare Malleolenflächen besitzen ebenfalls keine kongruenten Umrisse. Die tibiale Knöchelwange ist breitenbetont, während die distale fibulare Gelenkfläche höhenbetont erscheint (Schmidt 1981).

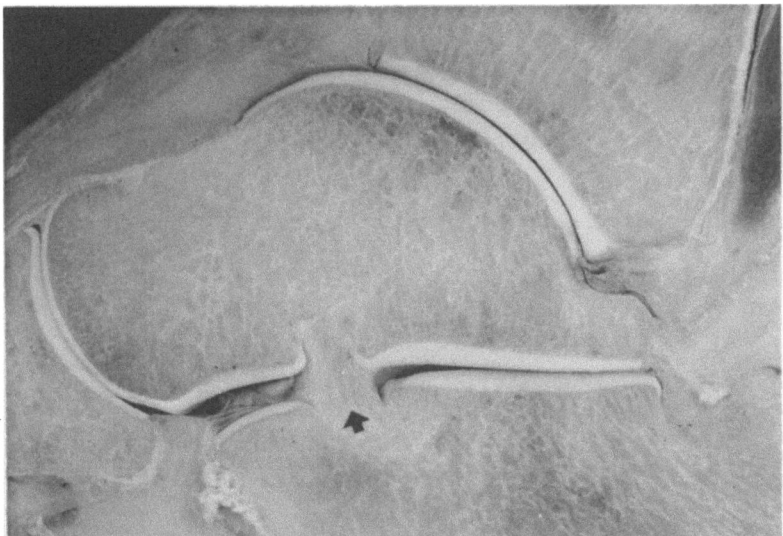

Abb. 1. Sagittalabschnitt durch die proximale Fußwurzel. Fuß in Plantarflexion. Korrespondierende Gelenkflächen des oberen und unteren Sprunggelenkes. Der Pfeil weist auf den im Canalis tarsi liegenden Bandzug des Lig. talocalcaneum interosseum (Lig. canalis tarsi)

10

Die Tragfläche der Trochlea tali stellt in der Aufsicht eine von der Axialsymmetrie abweichende Umrißfigur dar. Sie ist medial der Taluslängsachse auffallend schmaler als lateral. Außerdem ist sie nach vorn Richtung Fußspitze breiter als an der fersennahen Knorpelknochengrenze. Funktionell bedeutsam ist schließlich die nach medial geöffnete bogenförmige Führungsrinne der Sprungbeinrolle, in der ein korrespondierender Führungsfirst der distalen Tibiagelenkfläche gleitet (Abb. 2–4). Nach Untersuchungen von Reimann et al. (1988) stellt der Talusrollenmantel eine „Torse" dar (Abb. 5) das entspricht den Berechnungen von Schmidt (1976, 1981), der in sagittaler Schnittrichtung, vor allem nahe der Rollenkanten, spiralförmige Krümmungen nachgewiesen hat (Abb. 2). Das Rollendach an der Tibia zeigt dagegen einfache kreisförmige Profilumrisse. Im übrigen steht der mediale Rand der Trochlea tali in 77% höher als der laterale. In 17% erhebt sich die seitliche Rollenkante über das Niveau der medialen und in 6% stehen beide Rollenkanten gleich hoch (Schmidt 1981).

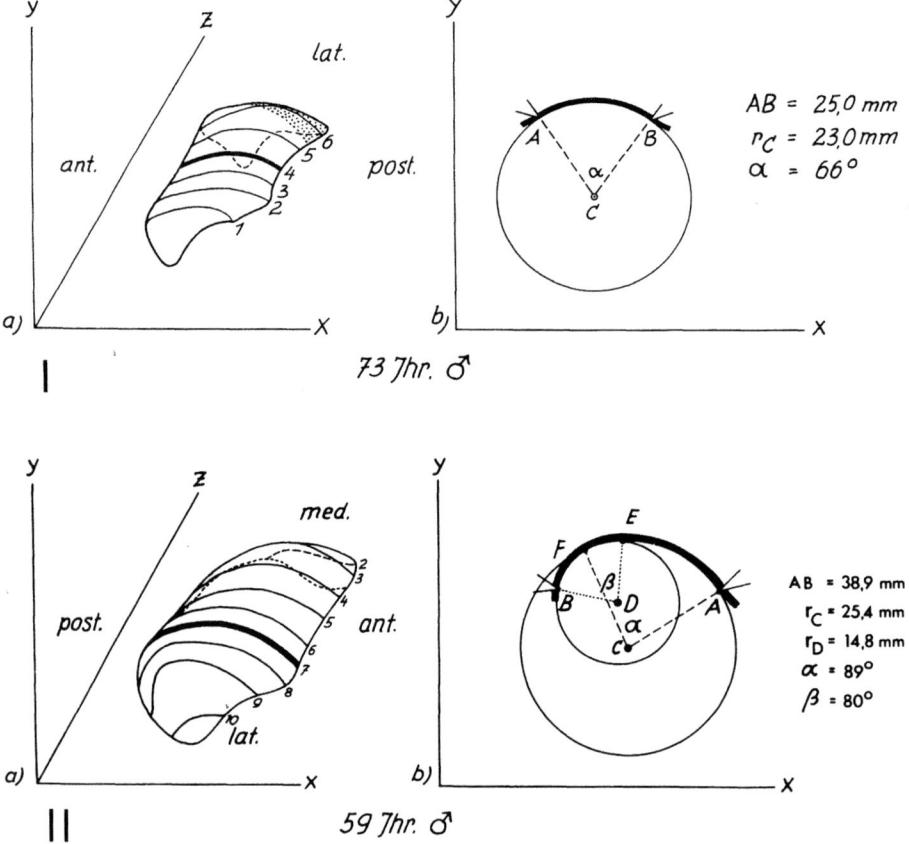

Abb. 2. Graphische Rekonstruktionen der supratalaren Gelenkkammer (I) und der Trochlea tali (II) auf der Grundlage von Abdrücken an feuchtpräparierten oberen Sprunggelenken, die in sagittaler Richtung geschnitten wurden. Beispielhaft sind zwei Krümmungsprofile der korrespondierenden Gelenkkörper aufgetragen. (Nach Schmidt 1976, 1981)

Korrespondierende Malleolengelenkflächen sind lateral annähernd im rechten Winkel gegen die Tragflächen von Tibia und Talus abgebogen (Abb. 3). Die laterale Knöchelgelenkfläche des Talus entspricht einem auf die Spitze gestellten Dreieck mit abgerundeten Ecken und einer nach innen gerichteten konkaven Krümmung. Reimann et al. (1988) errechneten die geometrische Form einer Schraubfläche mit individuell unterschiedlich zu- und abnehmenden Steigungswinkeln (Abb. 4). Medial gleicht die talare Knöchelgelenkfläche der Form eines liegenden Komma. Sie ist stumpfwinklig gegen die Oberfläche der Talusrolle abgeknickt (Abb. 3) und wie ein flacher Kegel im Raum ausgestellt (Reimann et al. 1988; Abb. 4).

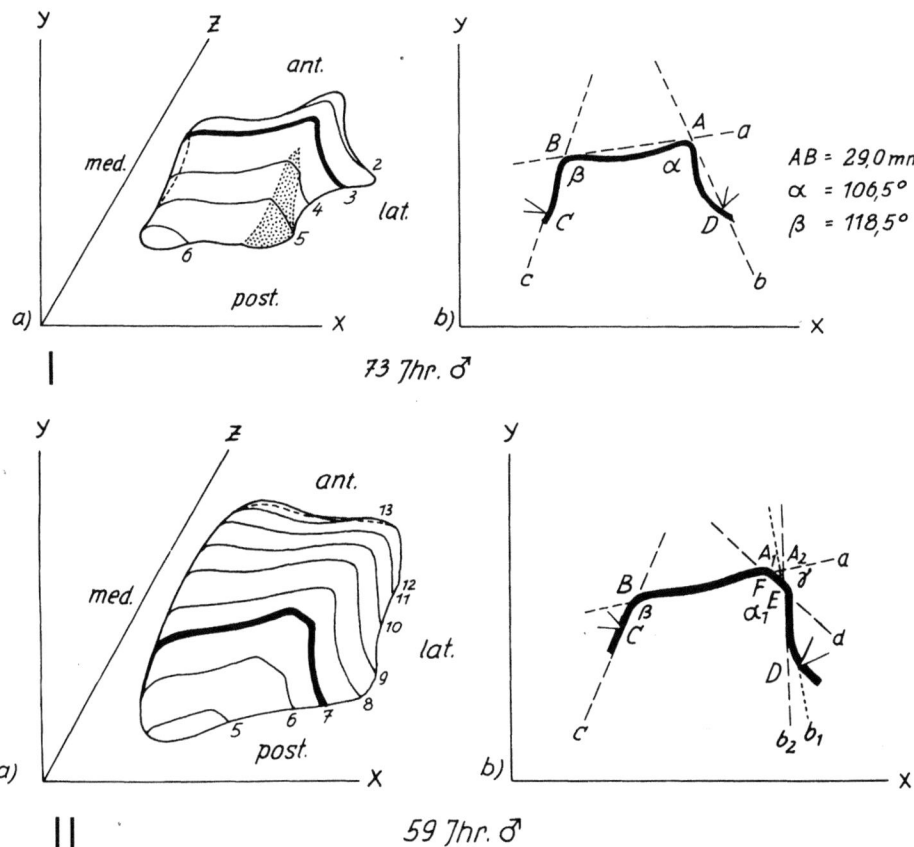

Abb. 3. Graphische Rekonstruktionen der supratalaren Gelenkkammer (I) und der Trochlea tali (II) auf der Grundlage von Abdrücken an feuchtpräparierten oberen Sprunggelenken, die in frontaler Richtung geschnitten wurden. Beispielhaft sind zwei Krümmungsprofile der korrespondierenden Gelenkkörper aufgetragen. Man erkennt deutlich die konkave Einbuchtung am Abdruck der Trochlea tali. (II a und b). (Nach Schmidt 1976, 1981)

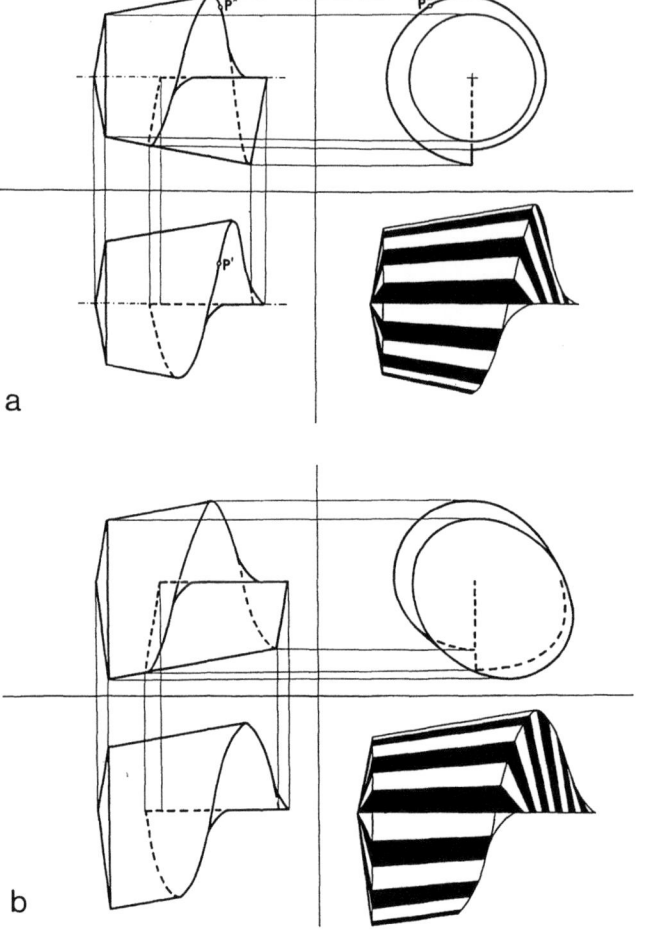

a

b

Abb. 4 a, b. Geometrische Form der Sprungbeinrolle und der beiden Rollenwangen. Die Mantelfläche der Trochlea tali entspricht einer Fläche mit einem spiralig gekrümmten Profil (Torse). Die mediale Rollenwange ist ein flacher Kegel, während die laterale Rollenwange eine Schraubfläche mit entweder ab- **(a)** oder zunehmender Steigung **(b)** darstellt. (Nach Reimann et al. 1988)

Während die Mantelflächen des oberen Sprunggelenkes bei normaler Belastung vor allem axial auf Druck beansprucht werden, erfahren die randständigen gelenktragenden Knochenanteile der Tibia und Fibula zudem noch Biegebeanspruchungen, die durch Zugkräfte der ligamentären Strukturen hervorgerufen werden (Kummer 1967; Hellige et al. 1981). Allerdings sind die gelenknahen Skeletteile durch die Materialverteilung des subchondralen Knochengewebes und durch die Ausrichtung der Bälkchen der Substantia spongiosa an diese Art der Beanspruchung angepaßt (Tillmann et al. 1985).

Im oberen Sprunggelenk läuft neben der regelhaften Scharnierbewegung um eine quer liegende, gegen die Tibialängsachse um etwa 82° nach außen geneigte Bewegungsachse (Barnett u. Napier 1952; Isman u. Inman 1968 und Inman 1976) zusätzlich noch eine „versteckte" Rotation ab. Durch die bogenförmige Nut auf der Tragfläche der Trochlea (Abb. 5) gelenkt und in zunehmendem Maß von der Fibula und dem sich anspannenden Lig. talofibulare anterius geführt (Reimann u. Mitarb. 1986) dreht sich der Talus auf dem Wege von der Neutral-0-Stellung zur Plantarflexion invertierend nach medial und innen.

Dabei wird der Taluskopf in die Gelenkpfanne am Os naviculare regelrecht „hineingeschraubt" (Schmidt 1981). Umgekehrt führt die Tibia den Talus von der Nullstellung zur Dorsalflexion. Die Fibula wird durch die schraubenförmige laterale Rollenwange nach außen abgedrängt und die vorderen und hinteren Bandstrukturen der Syndesmosis tibiofibularis erheblich aufgedehnt. Das Wadenbein wird geringfügig in vertikaler Richtung nach proximal verschoben und der schmale Schaft des Knochen federartig nach medial eingebogen. In dieser dynamischen Funktion sorgt die Fibula zusammen mit der Syndesmosis tibiofibularis und den Kapselbandstrukturen der Articulatio talocruralis für eine maximale Stabilität im oberen Sprunggelenk (Weinert et al. 1973).

Das untere Sprunggelenk setzt sich aus zwei getrennten Kammern zusammen, die jedoch funktionell eine einheitliche Artikulationseinrichtung bilden. Die Articulatio subtalaris als hintere Abteilung besitzt korrespondierende Flächen am Talus und Calcaneus (Abb. 1). Der vorderen Kammer, Articulatio talocalcaneonavicularis, entsprechen sechs Flächenabschnitte, die am Talus, Calcaneus und Os naviculare ausgebildet sind.

Die korrespondierenden Gelenkflächen der Articulatio subtalaris sind etwa 40° zur Längsachse des Fußes abgewinkelt und etwas nach vorn geneigt. Am Talus liegt eine konkave Krümmung, die in eine konvexe am Calcaneus hineingreift. Die vordere Abteilung des unteren Sprunggelenkes hat mehrere unterschiedlich gekrümmte und kleinere Knorpelflächen im medialen Bereich von Talushals und -kopf, der Oberseite des Sustentaculum tali sowie der vorderen Oberfläche des Calcaneus. Der durch einen mittleren Torsionswinkel von 42° schräggestellte Taluskopf artikuliert mit der konkaven hinteren Gelenkfläche des Os naviculare (Abb. 1).

Bewegungen im unteren Sprunggelenk laufen um eine Drehachse ab, die schräg von hinten unten lateral nach vorne oben medial durch die Fußwurzel führt. Sie ist etwa 42° gegen die Längsachse des Fußes nach oben und 23° nach vorne und innen geneigt (Inman 1976). Drehbewegungen um diese Achse werden nach Elftman (1960) und De-

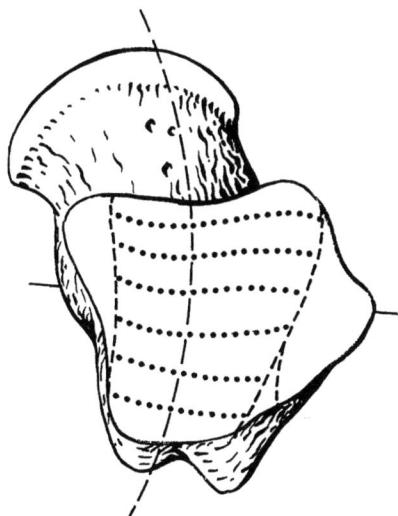

Abb. 5. Rechter Talus von oben mit dem Verlauf des medial geöffneten Krümmungsbogen der Führungsrinne der Trochlea tali.
(Nach Schmidt 1981)

brunner (1985) als Inversion (= Heben des medialen Fußrandes) und Eversion (= Senken des medialen Fußrandes) beschrieben. Rotationen um die Fußlängsachse im Sinne einer Verwringung des Vorfußes werden dagegen als Supination und Pronation beschrieben. Die Inversion um die schräge Drehachse des unteren Sprunggelenkes ist mit Plantarflexion, Adduktion und Supination des Fußes verkoppelt, während die Eversion eine Dorsalflexion, Abduktion und Pronation bewirkt.

Eine gedankliche Trennung der Bewegungsabläufe in den beiden Sprunggelenken wird den tatsächlich ablaufenden, zwangsweise gekoppelten Bewegungen zwischen Unterschenkel und Fuß jedoch nicht gerecht. Ausschläge im oberen Sprunggelenk führen über den zwischengeschalteten Talus unvermeidlich auch zu einem Flächengleiten der subtalaren Skelettelemente. Verantwortlich dafür ist die Flächenführung in den Gelenken sowie eine straffe Verkoppelung durch die unterschiedlichen Bandsysteme (Schmidt 1981).

Die Sicherung der Stabilität in den Sprunggelenken übernehmen zahlreiche Bänder, die nicht nur im medialen und lateralen Knöchelbereich verlaufen, sondern auch der Syndesmosis tibiofibularis und der Planta pedis zugehören (Abb. 6). Außerdem liegt noch ein verwickeltes Bandsystem im Sinus und Canalis tarsi (Abb. 12), das vor allem die Bewegungsausschläge im unteren Sprunggelenk beeinflußt. Neben der Membrana interossea cruris werden Schien- und Wadenbein distal durch die vorderen und hinteren Syndesmosenbänder federnd fixiert. Das Lig. tibiofibulare anterius verläuft von medial nach lateral schräg absteigend von der Vorderkante der distalen Tibiaepiphyse zur Vorderfläche des fibularen Knöchel. In der Regel ist es gedoppelt angelegt (Abb. 7). Das Lig. tibiofibulare posterius schließt die Syndesmose nach hinten ab und verläuft ebenfalls schräg von medial nach lateral von der Hinterkante der Tibia zu einer grubigen Vertiefung an der Rückseite der distalen Fibula. Es ist nur in 21% gedoppelt, dagegen in 79% ungeteilt (Abb. 7). Mit zunehmender Dorsalflexion werden die Syndesmosenbänder gespannt, da die nach vorne breitere Talusrolle den fibularen Knöchel nach außen wegpreßt.

Das Lig. talofibulare anterius, das in 56% gedoppelt und in 41% ungeteilt angelegt ist, entspringt von der Vorderkante des Malleolus lateralis. Annähernd in der Frontalebene ausgespannt zieht es nach medial, wo es sich am Corpus tali unmittelbar vor dem Eingang in die Fußwurzelbucht (Sinus tarsi) anheftet (Abb. 8). Es stabilisiert zusammen mit dem hinteren talofibularen Bandsystem und dem Lig. deltoideum das obere Sprunggelenk in einer horizontalen Ebene. Außerdem hemmt es eine übermäßige Plantarflexion und Inversion (Ludolph u. Hierholzer 1986). Wesentlich häufiger ungeteilt (72%) als gedoppelt (28%) liegt das kräftige Lig. talofibulare posterius vor (Schmidt u. Grünwald 1981). Es verläuft zwischen der fossa malleoli lateralis der Fibula und dem Proc. posterior tali in querer Richtung (Abb. 8). Vor allem während der Dorsalflexion wird es angespannt.

Unter den Sehnenscheiden des M. peroneus longus und brevis in der Regio malleolaris lateralis liegt das etwa 3 cm lange Lig. calcaneofibulare (Abb. 9). Es entspringt an der Seitenfläche des Tuber calcanei und zieht zum Vorderrand des fibularen Knöchels. Seltener ist es gedoppelt. In diesen Fällen gehen proximale Fasern aus dem vorderen Bandanteil in das Lig. talofibulare anterius über (Abb. 9). Das Band wird vor allem bei maximaler Inversion im unteren Sprunggelenk angespannt.

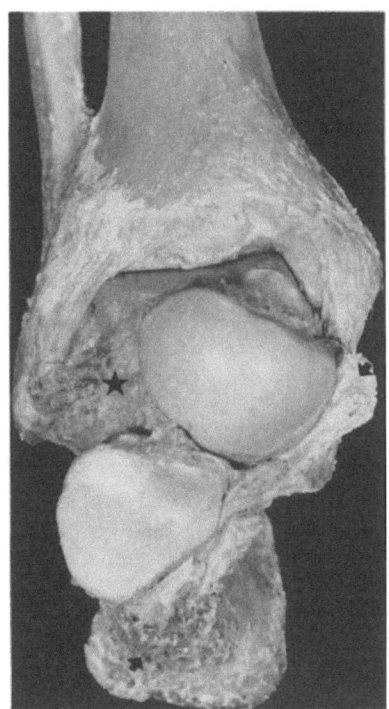

Abb. 6. Bänderpräparat der distalen Unterschenkel-
und proximalen Fußwurzelregion. Links ist deutlich
das vordere Syndesmosenband (Lig. tibiofubulare
ant.), rechts das Lig. deltoideum zu sehen. Der Stern
markiert die talare Anheftung des Lig. talofibulare ant.
Beachte die schräg orientierten plantaren Fasermassen
(Pfeile) im Bereich von Taluskopf und Unterseite des
Calcaneus

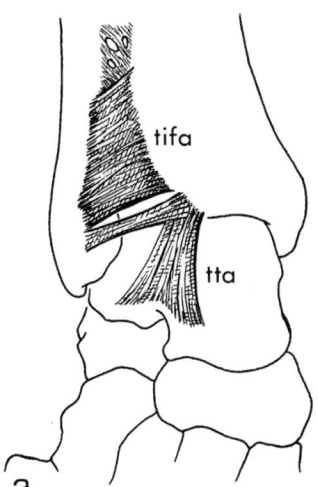

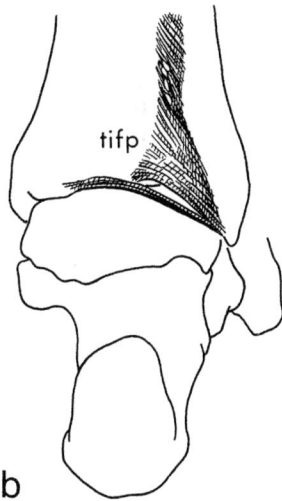

a   b

Abb. 7 a, b. Bandsysteme der Syndesmosis tibiofibularis. **a** *tifa* = Lig. tibiofibulare ant. mit regelhaf-
ter Unterteilung in einen breiteren proximalen und schmaleren distalen Faserzug, *tta* = Lig. tibio-
talare ant. (Variation), **b** *tifp* = Lig. tibiofibulare post. (in 29% gedoppelt und in 79% ungeteilt).
(Nach Schmidt u. Grünwald 1981)

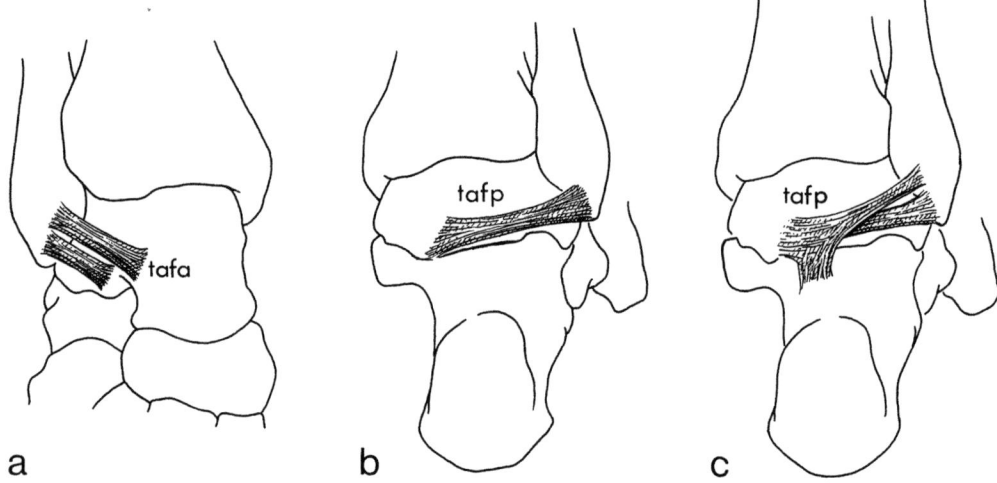

Abb. 8. a *tafa* = Lig. talofibulare ant. (in 56% gedoppelt, in 41% ungeteilt und in 3% dreigeteilt). **b** *tafp* = Lig. talofibulare post. in 72% ungeteilt. **c** in 28% gedoppelt. (Nach Schmidt u. Grünwald 1981)

Das Lig. talocalcaneum laterale (Abb. 9) überbrückt außen den Gelenkspalt der Articulatio subtalaris. Obwohl es in mehr als 75% dargestellt werden kann (Schmidt u. Grünwald 1981), muß es zu den inkonstanten Bandelementen der menschlichen Sprunggelenkregion gezählt werden, da es entweder fehlt oder nur als akzessorischer Faserstrang des Lig. calcaneofibulare auftritt. Zudem ist es sowohl am Talus wie auch am Calcaneus sehr variabel angeheftet.

Als innengelegenes Bandsystem zwischen Unterschenkel und Fuß läßt sich das Lig. deltoideum (mediale) regelhaft in vier Teilabschnitte untergliedern, die vom medialen Knöchel fächerartig zum Talus, Calcaneus, Os naviculare und der Fibrocartilago navicularis divergieren. Außerdem ist es aus oberflächlichen und tiefen Faserzügen aufgebaut, deren Systematik und Befestigung aus der Abb. 10 hervorgeht. Nach klinischen Erfahrungen scheint der mediale Bandapparat an den Sprunggelenken stabiler zu sein als der laterale (Heim 1978). Nach Belastungsversuchen haben jedoch Sauer et al. (1978) feststellen können, daß das Lig. deltoideum nur unwesentlich schwächer ist als die Summe von Fasern der fibularen Collateralbänder. Durch ihre räumliche Trennung werden jedoch die lateralen Bandstrukturen in unterschiedlicher Richtung und Stärke weit mehr auf Zug beansprucht als die dichter zusammenhängende Fasermasse des Lig. deltoideum. Dadurch können die medialen Collateralbänder regionär stärkeren Widerstand leisten als der fibulare Bandapparat. Das Lig. deltoideum verhindert ein Kippen des Talus bei Eversion und Abduktion des Fußes. Dadurch werden vor allem die Syndesmosenbänder entlastet.

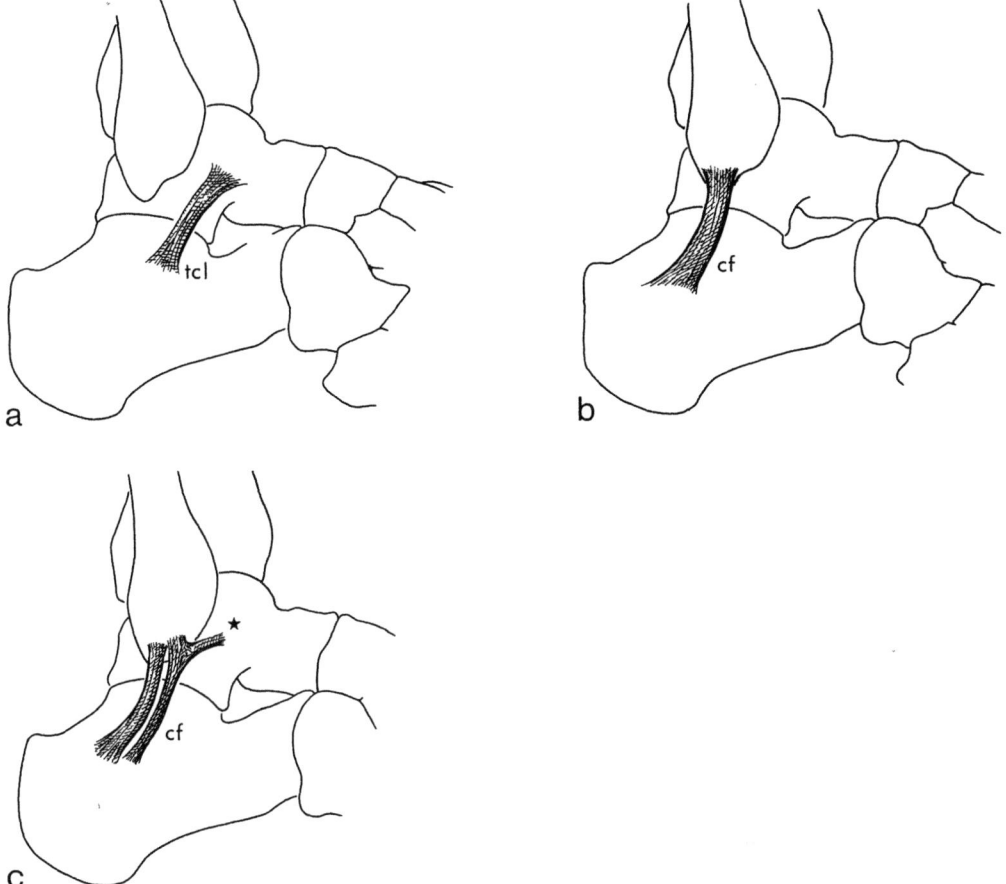

Abb. 9. a *tcl* = Lig. talocalcaneum lat. **b** *cf* = Lig. calcaneofibulare (Regelfall: ungeteilt). **c** Variation: Doppelung sowie akzessorischer Faserzug zum Talus (Stern). (Nach Schmidt u. Grünwald 1981)

18

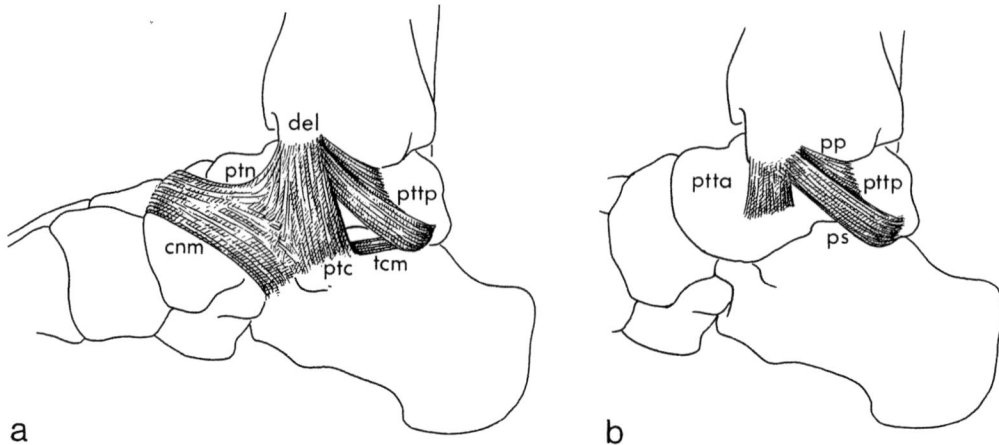

Abb. 10. a mediale Collateralbänder (oberflächliche Schicht): *del* = Lig. deltoideum, *ptn* = Pars tibionavicularis, *ptc* = Pars tibiocalcanea, *pttp* = Pars tibiotalaris post., *tcm* = Lig. talocalcaneum mediale, *cum* = Lig. calcaneonaviculare mediale (= „Lig. neglectum" v. Volkmann 1970, 1975). **b** tiefe Schicht: *ptta* = Pars tibiotalaris ant., *pttp* = Pars tibiotalaris post. (mit *ps* = Pars superficialis und *pp* = Pars profunda). (Nach Schmidt u. Grünwald 1981)

Aus den vorderen Abschnitten des Sustentaculum tali und der Fibrocartilago navicularis löst sich regelhaft ein etwa 20 cm langer und 8 mm breiter Faserstreifen, der zur Dorsalseite des Os naviculare zieht. Dieses Band ist von v. Volkmann (1970, 1975) als „Lig. neglectum" beschrieben worden. In seiner systematischen Benennung haben wir jedoch den Begriff „Lig calcaneonaviculare mediale" vorgeschlagen (Abb. 10). Es verhindert zusammen mit einem unversehrten Sustentaculum tali und der Fibrocartilago navicularis ein Abgleiten des Talus nach medial und unten. Damit wirkt es der Entstehung eines Knicksenkfußes entgegen.

Von der Oberseite und der lateralen Fläche des Caput und Collum tali entspringt das Lig. talonaviculare (Abb. 11). Es setzt zusammen mit der Pars tibionavicularis des Lig. deltoideum an der Dorsalfläche des Os naviculare an. Zusammen mit dem calcaneonavicularen Bandzug des Lig. bifurcatum (Abb. 11) zügelt es eine extreme Eversion in der vorderen Abteilung des unteren Sprunggelenkes. Außerdem bildet es zusammen mit dem „Lig. neglectum" (v. Volkmann 1970, 1975) eine osteoligamentäre Schleife als Lagesicherung für den Taluskopf.

Versteckt liegende Bänder im Sinus und Canalis tarsi trennen zusammen mit Gelenkkapseln die hintere von der vorderen Abteilung des unteren Sprunggelenkes vollkommen ab. Aus dem Eingangsbereich der seitlichen Fußwurzelbucht lösen sich zum einen die Retinacula Mm. extensorum inferiora (Abb. 12). Im Sinus tarsi liegt zum anderen das Lig. talocalcaneum obliquum (cervical ligament) und im nach medial enger werdenden Canalis tarsi das gleichnamige Ligament (Schmidt 1978). In den NOMINA ANATOMICA (1983) werden diese jedoch in ihrer Ausdehnung und Befestigung weitgehend un-

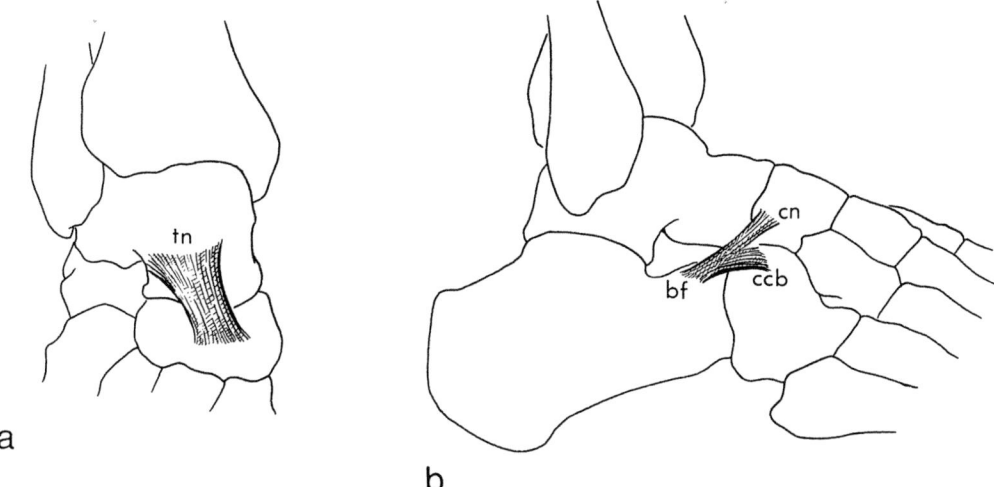

Abb. 11. a *tn* = Lig. talonaviculare, **b** *bf* = Lig. bifurcatum (mit *cn* = Lig. calcaneonaviculare und *ccb* = Lig. calcaneocuboideum). (Nach Schmidt u. Grünwald 1981)

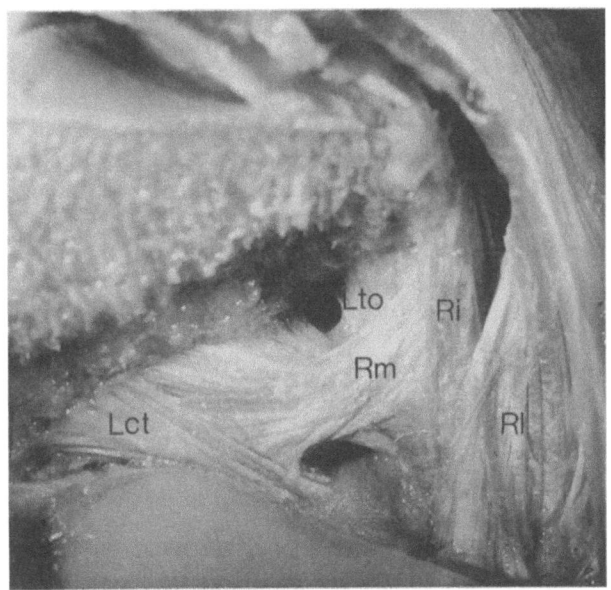

Abb. 12. Bandstrukturen im Sinus und Canalis tarsi eines rechten Fußes. Die Fußwurzelbucht wurde durch Abtragen des hinteren Talus eröffnet. Blickrichtung von dorsal (s. Abb. 13). Lateral liegen die Retinacula num. extensorum inferiora. *Rl* = Pars lateralis, *Ri* = Pars intermedia, *Pm* = Pars medialis. Medial verläuft das schräg orientierte Lig. canalis tarsi (Lct). *Lto* = Lig. talocalcaneum obliquum (cervical ligament). Sämtliche hier demonstrierten Bandsysteme werden in den NOMINA ANATOMICA (1983) lediglich unter dem Begriff „Lig. talocalcaneum interosseum" geführt. (Nach Schmidt 1978)

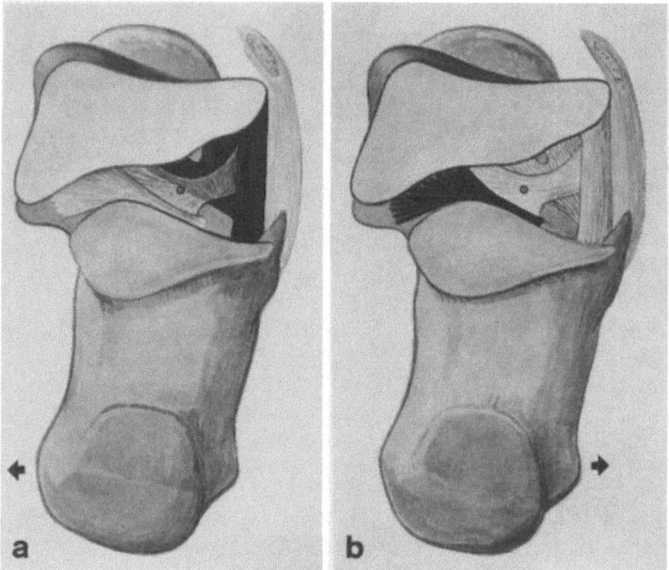

Abb. 13a, b. Biomechanik der Bandsysteme in der Fußwurzelbucht. **a** Anspannung der lateral liegenden Bänder (*schwarz*) bei Inversion des Fußes. **b** Anspannung der medial ausgebreiteten Bänder (*schwarz*) bei Eversion. Der Kreispunkt markiert die Lage der Bewegungsachse des unteren Sprunggelenkes. (Nach Schmidt 1978)

bekannt gebliebenen Bandzüge lediglich unter dem Begriff „Lig. talocalcaneum interosseum" geführt. Seitliche Faserzüge der Fußwurzelbucht hemmen eine extreme Inversion des Fußes, während das Lig. canalis tarsi vor allem die Eversion abbremst (Abb. 13).

Sämtliche Bandstrukturen im Bereich der Sprunggelenke, einschließlich der interossären und plantaren Faserzüge, sichern die Stabilität der Gelenkverbindungen zwischen Unterschenkel und Fuß sowie der proximalen Fußwurzel. Zusammen mit aktiven Muskelkräften gewährleisten sie damit die Aufrechterhaltung der bipeden Fortbewegung des Menschen.

Literatur

Barnett CH, Napier JR (1952) The axis of rotation at the ankle joint in man. Its influence upon the form of the talus and the mobility of the fibula. J Anat 86: 1–9
Debrunner HU (1985) Biomechanik des Fußes. Enke, Stuttgart
Elftman H (1960) The transverse tarsal joint and its control. Clin Orthop 16: 41–946
Heim U (1978) Die Verletzungen des medialen Bandapparates am oberen Sprunggelenk und ihre Behandlung. In: Hefte Unfallheilk 131. Springer, Berlin Heidelberg New York, S. 125–136
Hellige R, Gretenkord K, Tillmann B (1981) Funktionelle Anatomie des oberen und unteren Sprunggelenkes. Orthop Prax 17: 299–304
Inman VT (1976) The joints of the ankle. Baltimore. Williams & Wilkins
Isman RE, Inmann VT (1969) Anthropometric studies of the human foot and ankle. Bull Prosthet Res 10/11: 97–129
Kummer B (1967) Funktionelle Anatomie des Vorfußes. Verh. DOG 53. Kongreß (1966). Enke, Stuttgart S. 482–493

Ludolph E, Hierholzer G (1986) Anatomie des Bandapparates am oberen Sprunggelenk. Orthopäde 15: 410–414

Paris nomina anatomica (1983) 5th ed. Williams & Wilkins, Baltimore-London

Reimann R, Anderhuber F, Gerold J (1986) Über die Geometrie der menschlichen Sprungbeinrolle. Acta Anat 127: 271–278

Reimann R, Anderhuber F, Gerold J (1988) Modelle zur Geometrie der menschlichen Sprungbeinrolle: Zwei Reihen geometrischer Modelle zur Veranschaulichung der Biomechanik des oberen Sprunggelenkes. Gegenbaurs Morph. Jahrb 134: 351–380

Sauer H-D, Jungfer E, Jungbluth KH (1978) Experimentelle Untersuchungen zur Reißfestigkeit des Bandapparates am menschlichen Sprunggelenk. In: Hefte Unfallheilkd, 131. Springer, Berlin Heidelberg New York, S. 37–42

Schmidt H-M (1976) Gelenkflächenform und Spaltlinienbild der Trochlea tali. Verh Anat Ges 70: 621–626

Schmidt H-M (1978) Gestalt und Befestigung der Bandsysteme im Sinus und Canalis tarsi des Menschen. Acta Anat 102: 184–194

Schmidt H-M (1981) Die Artikulationsflächen der menschlichen Sprunggelenke. Adv Anat Embryol Cell Biol 66: 1–81

Schmidt H-M, Grünwald E (1981) Untersuchungen an den Bandsystemen der talocruralen und intertarsalen Gelenke des Menschen. Gegenbaurs Morph Jahrb 127: 792–831

Tillmann B, Bartz B, Schleicher A (1985) Stress in the human ankle joint. A brief review. Arch Orthop Trauma Surg 103: 385–391

Volkmann R v (1970) Ein Ligamentum „neglectum" pedis (Lig. calcaneonaviculare mediodorsale seu sustentaculonaviculare). Verh Anat Ges 64: 483–490

Volkmann R v (1975) Übersehenes und Verkanntes am anatomischen Substrat der Senkfußentstehung. Z Orthop 113: 460–470

Weinert CR, Mc Master JH, Ferguson RJ (1973) Dynamic function of the human fibula. Amer J Anat 138: 145–150

Verletzungsmechanik und Verletzungsmorphologie der Bandverletzungen am Sprunggelenk

W. Mutschler und S. Rübenacker

Abteilung für Unfallchirurgie, Hand-, Plastische und Wiederherstellungschirurgie der Universität Ulm (Ärztlicher Direktor: Prof. Dr. C. Burri), Steinhövelstraße 9, D-7900 Ulm

Einleitung

Bandverletzungen des oberen Sprunggelenkes nehmen in Statistiken über Sportverletzungen die erste oder zweite Stelle ein [4]. Als Ursachen für die Häufigkeit dieser Verletzung werden die unphysiologische Belastung des Bandapparates beim wenig trainierten Breitensportler und allgemein der zivilisationsbedingte Verlust des Bodenkontaktes durch das Tragen von Schuhwerk angeführt [11].

Die „Geländegängigkeit" der Fußplatte ist durch die zwei gegensinnigen Bewegungskombinationen Pronation-Abduktion-Eversion und Supination-Adduktion-Inversion vermittelt und wird im unteren Sprunggelenk sowie dem Chopart- und Lisfranc'schen Gelenk ausgeführt. Extremlagen dieses von Fick als Maulschelle gekennzeichneten Bewegungsablaufes werden durch die starken Bänder des Rück- und Mittelfußes kontrolliert. Die genannte Bewegung führt im oberen Sprunggelenk (OSG) zu Scher- und Rotationsmomenten, die teils ligamentär, teils muskulär kompensiert und im Kniegelenk und Hüftgelenk mit gegensinniger Rotation beantwortet werden.

Sind diese Kompensationsmöglichkeiten erschöpft oder erfolgt eine Gewalteinwirkung plötzlich und heftig genug, führt das Mißverhältnis zwischen Beanspruchung und Beanspruchbarkeit der Bewegungskette Fuß – USG – OSG zu Distorsionen, manifesten Bandverletzungen oder Frakturen im oberen Sprunggelenk. Welche Art von Verletzung dabei letztendlich resultiert, hängt wesentlich von der Richtung, Stärke und Geschwindigkeit der Gewalteinwirkung und von den biomechanischen Eigenschaften der Bänder und Knochen ab.

Lateraler Verletzungsmechanismus und laterales Verletzungsmuster

Warum sind die Verletzungen an der lateralen Seite des OSG so häufig?

Nach Weber [10] und nach Ganganalysen von Morscher [7] ist hierfür eine sogenannte instabile Lage kurz vor und beim Aufsetzen der Ferse auf den Boden verantwortlich. Wird der in Plantarflexion gehaltene Fuß zusätzlich einem forcierten Adduktions-Supinations-Inversions-Streß ausgesetzt, verstärkt sich das in der Transversalebene auftretende Gleitmoment des Fußes nach vorwärts – medial und überlastet die lateralen Strukturen.

Die forcierte Adduktion-Supination-Inversion kann stattfinden, wenn die Bodenbeschaffenheit (z. B. der Hallenboden beim Tennisspiel) zuviel Haftreibung zwischen

Schuh und Boden erzeugt und so der Bremsweg und die Bremsdauer beim Stoppen drastisch verkürzt werden. Auch im umgekehrten Fall, der mangelnden Reibung, rutscht der Fuß nach einwärts – vorwärts weg, wie das Beispiel des Ausgleitens auf einer Bananenschale zeigt. Die wesentlichen exogenen Faktoren für laterale OSG-Verletzungen sind jedoch mit hoher Geschwindigkeit und mit steilem Kraftanstieg einwirkende große Kräfte, wie sie etwa beim Aufkommen auf den Boden im Weitsprung, beim Volleyball und Basketball zustande kommen. Diese sich im Millisekunden-Bereich abspielenden Gewalteinwirkungen machen eine muskuläre Kompensationsreaktion für den Körper unmöglich. Ein ähnlicher Mechanismus ist für das plötzliche Umknicken in Bodenuntiefen oder an übersehenen Kanten anzunehmen. Bei Schuhen mit vergrößertem Bodenabstand und mit geringer Auflagefläche wie dem Fußballschuh mit Stollen kommt ein zusätzlicher Instabilitätsfaktor hinzu.

Sogenannte endogene Faktoren, die ein Umknicken begünstigen, sind die Muskelermüdung der Peronealgruppe nach längerem Wettkampf, was zu einer Schwächung der dynamischen lateralen Stabilisatoren führt und die herabgesetzte mechanische Belastbarkeit von Sehnen, Bändern und Knochen, z. B. als Folge des Alterns.

Der Einfluß der anatomischen Variabilität des lateralen Kapselbandapparates [6] auf die Verletzungsanfälligkeit ist bisher wenig untersucht. Weitere endogene Faktoren wie die statische Fehlstellung beim Calcaneus varus und ein neurologisches Defizit nach N. peronaeus-Parese sind hier nur als Rarität zu erwähnen [11].

Die *Verletzungsmuster* am Außenknöchel lassen sich in die Bandüberdehnung, die akute antero-laterale Rotationsinstabilität (ALRI), die Abrißfrakturen und Epiphyseolysen bei Kindern, die OSG-Luxationsfraktur Typ A nach Weber [10] beim älteren Menschen und die Begleitverletzungen unterteilen.

Die fibulo-talare Bandüberdehnung ohne Kontinuitätsunterbrechung des Bandes war früher die häufigste Diagnose nach Umknicken im Sprunggelenk. Durch eine sorgfältige klinische Untersuchung und die verbesserten Möglichkeiten der radiologischen Diagnostik hat sich das Verhältnis Distorsion/fibulo talare Bandruptur von früher 5:1 auf heute 1:1 verschoben [11].

Die antero-laterale Rotationsinstabilität (ALRI) betrifft in mehr als 90% der Fälle Patienten unter 40 Jahren und Männer 1,5mal häufiger als Frauen [4, 11]. In etwa 50% liegt ein Sportunfall zugrunde, danach folgen Hausunfälle mit gut 30%. Arbeitsunfälle (um 10%) und Verkehrsunfälle (um 1 bis 2%) sind selten.

Zwipp [11] analysierte 1235 Patienten mit akuter ALRI und fand als häufigste Verletzungsform die kombinierte Ruptur des Lig. fibulo-talare anterius (FTA) un des Lig. fibulo-calcaneare (FC, Tabelle 1). Dies ist verständlich, wenn man die biomechanische Funktion beider Bänder betrachtet [2, 3, 9]: Das FTA ist der primäre Stabilisator des OSG gegen Taluskippung und Talusvorschub und in Plantarflexion bereits maximal angespannt. Das FC trägt zur Stabilisierung der Taluskippung ähnlich bei wie das FTA und ist bei Supination – Inversion am stärksten angespannt. Das Lig. fibulo-talare posterius (FTP) ist bei dem geschilderten Verletzungsmechanismus kaum betroffen, da es hauptsächlich der Rotationssicherung des Talus und der Fibula dient.

Tabelle 1. Rupturkombinationen bei akuter anterolateraler Rotationsinstabilität. (Aus Zwipp [11, S. 93])

Ruptur	(n = 1235)	%
isoliert:	FTA	20,9
isoliert:	FC	0,4
kombiniert:	FTA + FC	73,7
kombiniert:	FTA + FTP	3,1
kombiniert:	FTA + FC + FTP	1,9

Wenn wir die Rupturform als einen weiteren Teil der Verletzungsmorphologie betrachten, so zeigt sich für das FTA, daß es überwiegend ligamentär zerreißt, während beim FC die Ligamentzerreißung selten ist. Periostale und ossäre Ausrisse sind annähernd gleich häufig wie beim FTA; eine wesentliche Gruppe stellen die elongierten FC-Bänder dar. Das FTP war nach der Analyse von Zwipp in über 90% der Fälle intakt (Tabelle 2).

Tabelle 2. Rupturformen bei akuter anterolateraler Rotationsinstabilität. (Nach Zwipp ([11], S. 94)

Rupturform	(n = 599)	%
FTA	intraligamentär	75,7
	periostal/ossär	21,8
	elongiert	1,5
	intakt	1,0
FC	intraligamentär	41,5
	periostal/ossär	17,3
	elongiert	74,5
	intakt	16,7
FTP	rupturiert	6,5
	elongiert	3,2
	intakt	90,3

Bei Kindern führt das Supinations-Inversionstrauma am flektierten Fuß in der Regel nicht zu intraligamentären Rupturen, sondern zu knöchernen oder knorpeligen Ausrissen der Bänder [1]. Eine Epiphyseolyse der distalen Fibula findet nach unserer Erfahrung bei 8% der Kinder statt und wird vor allem bei geringer Verschiebung der Epiphyse gerne übersehen (Abb. 1).

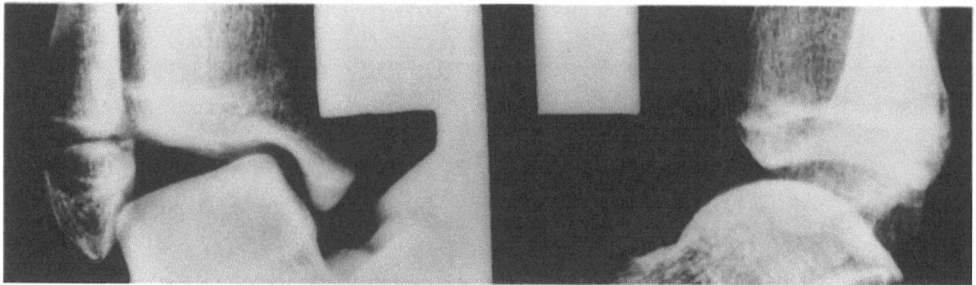

Abb. 1. Epiphyseolyse der distalen Fibula bei Adduktions-Supinations-Inversionstrauma

Im höheren Erwachsenenalter wird der Knochen immer mehr zum mechanisch schwächsten Teil der Strukturen am OSG. So führt hier der geschilderte Verletzungsmechanismus meist zur OSG-Luxationsfraktur Typ A nach Weber [10] mit der bekannten Querfraktur der Fibula in Höhe des Gelenkspaltes oder einer fibularen Abrißfraktur.

Begleitverletzungen der ALRI können Rupturen des Syndesmosenbandes (in etwa 1% der Fälle), Rupturen des Lig. deltoideum (etwa 1%), subchondrale Taluseinblutungen oder osteochondrale Frakturen des lateralen Talus (ca. 2–3%, Abb. 2) sein. In ungefähr 1% werden – vor allem bei Kindern – auch Verletzungen der sogenannten Supinationskette [1, 10] beschrieben. Hierunter werden Frakturen an der Basis des Os metatarsale V, am Os naviculare und am Talus oder Kapselrisse zwischen Os metatarsale und Cuboid, Cuboid und Calcaneus, Calcaneus und Talus verstanden.

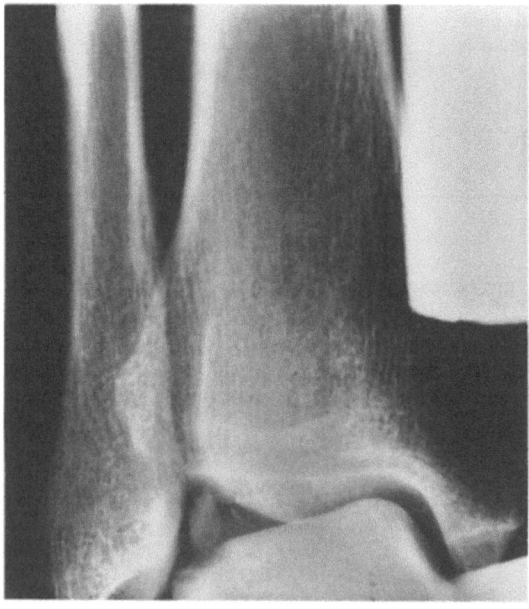

Abb. 2. Ausriß eines großen osteochondralen Fragmentes am lateralen Talus bei akutem ALRI

Medialer Verletzungsmechanismus und mediale Verletzungsmuster

Analog dem lateralen Verletzungsmechanismus kann auch medial ein plötzlicher Pronations-Abduktions-Eversions-Streß zur Verletzung am OSG führen. Nach Rasmussen [8] bedingt die forcierte Außenrotation eine Ruptur der tiefen Anteile des Lig. deltoideum, die forcierte Abduktion eine Zerreißung seiner oberflächlichen Schicht. In der Klinik werden wir bei dem geschilderten Verletzungsmechanismus eher ältere Patienten sehen, die als Verletzungsmuster eine OSG-Luxationsfraktur Typ B oder Typ C nach Weber aufweisen.

Literatur

1. Blauth W, Ulrich HW (1986) Zur Klinik und Therapie von fibularen Bandrupturen im Kindesalter. Orthopädie 15: 427
2. Burri C, Rüter A (Hrsg) (1978) Verletzungen des oberen Sprunggelenkes. Hefte Unfallheilkde, 131, Springer, Berlin Heidelberg New York
3. Inman VT (1976) The joints of the ankle. Williams and Wilkins, Baltimore
4. Kleine G (1981) Diagnostik und Therapie der lateralen Kapsel-Bandruptur am oberen Sprunggelenk. Dissertation Universität Ulm
5. Lindsjö K (1981) Operative treatment of ankle fractures. Acta Orthop Scand [Suppl] 52: 189
6. Ludolph E, Hierholzer G (1986) Anatomie des Bandapparates am oberen Sprunggelenk. Orthopädie 15: 410
7. Morscher E, Baumann JU, Hefti F (1981) Die Calcaneusosteotomie nach Dwyer, kombiniert mit lateraler Bandplastik bei rezidivierender Distorsio pedis. Z Unfallmed Berufskr 74: 85
8. Rasmussen O, Kromann-Andersen C (1983) Experimental ankle injuries analysis of the traumatology of the ankle ligaments. Acta Orthop Scand 54: 356
9. Seiler H (1986) Biomechanik des oberen Sprunggelenkes. Orthopäde 15: 415
10. Weber BG (1972) Die Verletzungen des oberen Sprunggelenkes. II. Aufl., Huber, Bern Stuttgart Wien
11. Zwipp H (1986) Die anterolaterale Rotationsinstabilität des oberen Sprunggelenkes. Hefte Unfallheilkd, 177. Springer, Berlin Heidelberg New York

Physical Properties of Normal and Injured Ligaments

F. Bøjsen-Möller

Professor of Anatomy, University of Copenhagen, Laboratory for Functional Anatomy, Panum Institute, Blegdamsvej 3, DK-2200 Copenhagen N, Denmark

The mechanically important connective tissue fibres are usually divided into collagenous and elastic ones [12]. Recent research has, however, revived the insight that collagenous fibres are also elastic, only with a much higher stiffness. A division of the ligaments into collagenous and elastin ligaments seems therefore more appropriate.

Material Properties

The relation between stress and strain in a ligament can be determined by testing (Fig. 1) [2, 4, 8, 11, 14]. For this purpose stress is defined as the load carried per square centimetre tissue (N/cm^2), while strain is the ratio of the deformation to the original dimension of the structure. As strain is a ratio of two lengths, it has no units. The stiffness or the elastic modulus is the stress needed to elongate the ligament 100% (stress/strain, unit: N/cm^2). In practice it is often calculated from the slope of the linear region of the curve, among other reasons, because collagenous ligaments only tolerate strains of 10%–20%.

Further, collagenous ligaments are not purely elastic, they are also viscous: they show increasing stiffness with increasing strain rate and stress relaxation when an achieved deformation is kept constant over time. The strain rate must therefore always be stated in stress-strain experiments [3, 4, 9, 15].

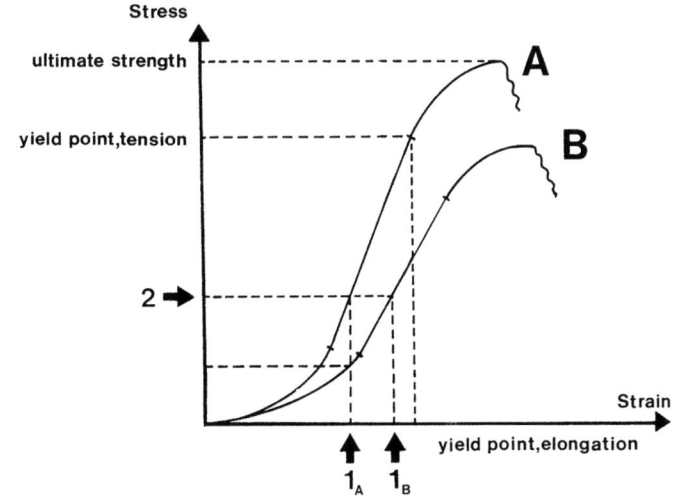

Fig. 1. Stress-strain curve for a normal (A) and an injured ligament (B) under slow deformation. The injured ligament is weaker and its stiffness is reduced. The latter results in less stress developed for a given strain (*arrow 1*A). The central nervous system, which most likely uses stress for its proprioception, will misjudge the deformation of the ligament and thereby the position of the corresponding joint (*arrow 1*B)

Hefte zur Unfallheilkunde, Heft 204
L. Gotzen/F. Baumgaertel (Hrsg.)
© Springer-Verlag Berlin Heidelberg 1989

Stress and Strain Ligaments

During natural activities some ligaments are stressed until they carry the actual load, while others are elongated until they allow the demanded movement. We usually call the former "stress ligaments" as the stress is the independant variable and the strain is the derivative. The latter are consequently called "strain ligaments" as the elongation is the primary parameter (Fig. 1). This distinction is important in understanding the function of normal and injured ligaments.

Ankle-joint collateral ligaments are strain ligaments since their elongation when taking a step while walking or running depends on the distance to the axis of the talocrural joint and the angular movement needed (Fig. 2). Stress is the dependant variable, and as mechanoreception most likely means registering stress, a change in the stiffness of the ligaments will have consequences for the registration of joint position.

In relation to the subtalar joint the same ligaments function as a safeguard against exaggerated movements, especially at inversion. To do so the ligaments must join a continuum of ligaments and fasciae so that their combined stiffness can increase with the load and finally set a limit to the movement (Fig. 3). The only way to achieve increasing stiffness and a limit is to involve more and more fibres from the continuum during the movement.

The stress-strain relation shown in Fig. 1 is typical for a solitary structure such as a tendon or a single ligament. The graph has a lower part with increasing stiffness where the ligament is straightened out, and more and more fibres are engaged. This is followed by a linear elastic region where the proper modulus of the material is shown by the slope of the curve. The linear part ends at the yield point where microruptures start inside the ligament, and the stiffness begins to decrease. Finally ultimate strength is reached. In solitary structures the movement does not end under increasing load. They will yield until the breaking point is reached.

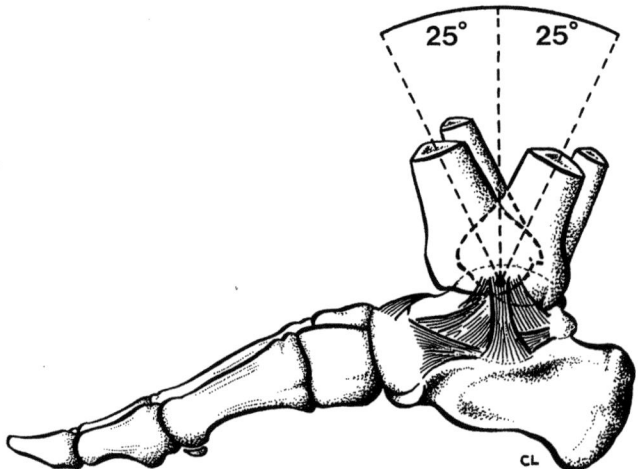

Fig. 2. Ankle joint collateral ligaments (*CL*) are "strain ligaments". Their elastic deformation during a step depends on the distance to the axis of the joint and the movement angular needed. Stress is the derived parameter

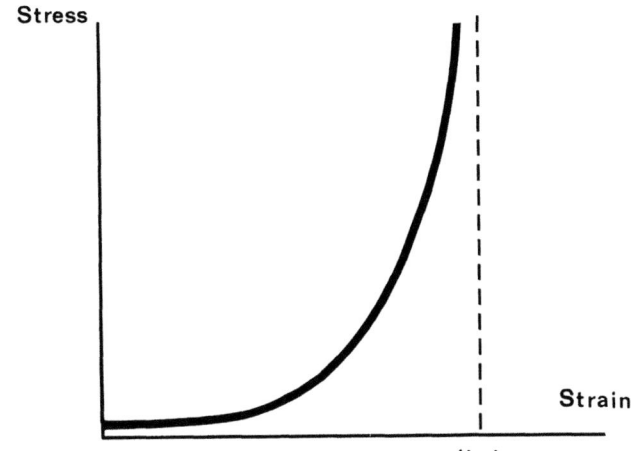

Fig. 3. Stress-strain curve for a composite structure such as the arch of the foot and the vertebral column. Stiffness is increased during the deformation, and a limit is eventually reached. The structure thereby protects its integrity

This is very different from the reaction of composite structures such as the arch of the foot or the vertebral column. Composite structures increase their stiffness and resistance against a load during the deflection, thereby protecting their integrity and the function of their joints, vessels and nerves. Thus, when testing specimens for stroke, load, and speed Instron hydraulic materials testing machine we found that under increasing loads the arch of the foot increasingly resists flattening; the foot does not flatten under physiological loads (F. Bøjsen-Möller and K. Misevich, unpublished material). In the same way the pelvic girdle resists a displacement of the sacrum under the load of the spine, and the vertebral column resists a maximal flexion. In all these areas resistance is effected by adding more and more fibres from surrounding ligaments and fasciae, thereby increasing their stiffness (Fig. 3). Composite structures are protected by stress ligaments.

Reduced Stiffness and Kinesthesia

The stiffness and the strength of a ligament depends on the genetically determined material property of the collagenous fibres and the number and the cross-sectional area of the fibres in the ligament. Stiffness as well as strength can be reduced by stretching the ligament beyond its yield point; a number of the fibres are then torn (Fig. 1). The two parameters can be further reduced to the same level by immobilization [5, 9] or more transiently by stress relaxation. The reaction is complex as immobilization also can increase the number of intermolecular cross links and produce contracture and increased stiffness [1, 14].

Collagenous tissues respond slowly during training and rehabilitation. After 8 weeks immobilization of the knee of rhesus monkeys, with a resulting 40% reduction of the strength of the anterior cruciate ligament, it took 5–6 months of hard training in the cages to reach a level of 95% [9].

Kinesthetic signals are picked up in the periphery by encapsulated organs and free nerve endings [8]. The physiological stimulus for the former is a stress-induced deformation, and as different end organs have different thresholds, it is likely that the stress level is perceived as the sum of afferent impulses. A shift in the stiffness of a strain ligament will, however, offset the system and lead to a misconception about the position of the joint (Fig. 1). I feel that this can very well explain the feeling of insecureness and the well-known tendency to repeatedly injure the ankle once it has been sprained. The problem seems to be unreliable mechanoreception rather than or besides mechanical defect [7].

Treatment should therefore also be directed against the deficient proprioception. Coordination training with an ankle disc will teach the system to use whatever is left of proprioceptive signals [6]. At the same time a single strap of tape from the midshank down past the injured ligament and around the heel, which is applied to the foot in neutral position, will readily stimulate mechanoreception from the skin into conciousness and help to protect the ankle from repeated inversion injuries. Immobilization should probably be avoided as it enhances stiffness and retards restoration.

References

1. Akeson WH, Amiel D, Woo L-Y (1980) Immobility effects on synovial joints. The pathomechanics of joint contracture. Biorheology 17: 958 – 110
2. Alexander R McN, Bennet-Clark HC (1977) Storage of elastic strain energy in muscle and other tissues. Nature 265: 114 – 117
3. Attarian D., McCrackin HJ, DeVito DP, McElhaney JH, Garretti WE (1985) Biomechanical characteristics of human ankle ligaments. Foot Ankle, 6: 54 – 58
4. Butler DL, Grood ES, Noyes FR (1978) Biomechanics of ligaments and tendons. Exerc. Sport. Sci. Rev., 6: 125 – 182
5. Freeman MAR: Treatment of ruptures of the lateral ligament of the ankle. J. Bone Joint Surg. [Br] 47B: 661 – 668
6. Freeman MAE, Dean MRE, Hanham IWF (1965) The etiology and prevention of functional instability of the foot. J. Bone Joint Surg. [Br] 47B: 678 – 685
7. McCloskey DI (1978) Kinesthetic sensibility. Physiol. Rev., 58: 763 – 820
8. Noyes FR, Torvik PJ, Hyde WB, DeLucas JL (1974) Biomechanics of ligament failure. J. Bone Joint Surg. [Am] 56A: 1406 – 1418
9. Sanjeevi R (1982) A viscoelastic model for the mechanical properties of biological materials. J. Biomech 15: 107 – 109
10. Simonsen EB, Edgerton VR, Bøjsen-Möller F (1989) Energy restitution and power amplification in human plantaris tendons. Proceeding, XI international congress of biomechanics (in press)
11. Siegler S, Block J, Schneck CD (1988) The mechanical characteristics of the collateral ligaments of the human ankle joint. Foot Ankle, 8: 234 – 242
12. Staubesand J (1975) Allgemeine Anatomie, Cytologie und Bewegungsapparat. In: Benninghoff A, Goerttle K (eds) Lehrbuch der Anatomie des Menschen. Urban and Schwarzenberg, Munich, pp 121
13. Tropp H (1985) Functional instability of the ankle joint. Dissertation, Linköping University
14. Videman T (1987) Connective tissue and immobilization. Clin Orthop 221: 26 – 32
15. Viidik A (1978) On the correlation between structure and mechanical function of soft connective tissue. Verh Anat. Ges 72: 75 – 89
16. Weiss PL, Hunter IW, Kearney RE (1988) Human ankle joint stiffness over the full range of muscle activation levels. J. Biomech 21: 539 – 544

Wertigkeit klinischer und radiologischer Diagnostik bei Kapselbandverletzungen am Sprunggelenk

E. Orthner

I. Univ.-Klinik für Unfallchirurgie (Direktor: Prof. Dr. E. Trojan) Alser Straße 4, A-1097 Wien

Einleitung

Verletzungen des Außenknöchelbandapparates zählen zu den häufigsten Sportverletzungen. Seit ihrer Erstbeschreibung hat sich ein nicht mehr zu überblickendes Schrifttum angesammelt, trotzdem ist es bisher nicht möglich gewesen, allgemein gültige Richtlinien für Diagnose und Therapie zu finden, obwohl es nicht an Versuchen gefehlt hat, Art und Ausmaß der Verletzung zu objektivieren und davon die Therapie abhängig zu machen.

Radiologische Diagnostik

Neben dem Übersichtsröntgen, das dem Ausschluß von Knöchelfrakturen und knöchernen Bandausrissen dient, besteht die Möglichkeit der gehaltenen Aufnahme, der Arthrographie, der Tenographie, der Streßtenographie, des CT und NMR. Allgemeine Verbreitung haben bisher nur die gehaltenen Aufnahmen bzw. die Arthrographie gefunden.

Gehaltene Aufnahme

Bereits 1944 forderte Berridge die gehaltene Aufnahme und Arthrographie zur Objektivierung des Ausmaßes der Bandverletzung am oberen Sprunggelenk. Im deutschen Sprachraum geht diese Forderung auf Lorenz Böhler zurück, der die gehaltenen Aufnahmen im a/p-Strahlengang forderte. Castaing und Delplace empfahlen 1972 die seitlich gehaltene Aufnahme, besonders um eine Verletzung des Lig. talofibulare anterius (FTA) zu objektivieren.

a) *a. p. gehaltene Aufnahme*. Bei dieser Technik wird über den lateralen Fußrand eine Streßbelastung auf den Kapselbandapparat des oberen Sprunggelenkes ausgeübt und so versucht, den Verletzungsmechanismus nachzuahmen. Das Ausmaß der Subluxierbarkeit des Talus aus der Sprunggelenksgabel wird in Grad gemessen und daraus Rückschlüsse auf die Verletzung gezogen.

Zur Verbesserung der Aussagekraft wurde empfohlen, diese Aufnahmen in Lokalanaesthesie, Regionalanaesthesie oder unter Bildwandlerkontrolle durchzuführen. Eine Steigerung der Prüfbelastung auf bis zu 25 kp wurde ebenso empfohlen, wie verschiedene Haltegeräte entwickelt wurden. Eine absolut verläßliche Methode konnte jedoch trotzdem bisher nicht gefunden werden. Ich möchte daher auf die Problematik der gehaltenen Aufnahmen anhand eigener Untersuchungen eingehen.

Material und Methode

Unsere Untersuchung erfolgte an 25 Unterschenkeln frisch Verstorbener. Bestimmt wurde das Ausmaß der Aufklappbarkeit im a/p-Strahlengang, als auch die Subluxierbarkeit im seitlichen Strahlengang bei intaktem Außenknöchelbandapparat, sowie nach schrittweiser Durchtrennung der Außenknöchelbänder.

Untersucht wurden:

1. Gewichtsbelastungen von 3 bzw. 5 kp für beide Projektionen.
2. Unterschiedliche Hypomochlea im a/p-Strahlengang.
3. Die Möglichkeit der Verbesserung der Aussagekraft durch Einneigen der Röntgenröhre und Einwirken der Kraft in Richtung Taluslängsachse, sowie Aufnahmen in 10 und 40 Grad Plantarflexion des Vorfußes für die Aufnahmen im seitlichen Strahlengang.

1. Hypomochleon

Wir untersuchten als Hypomochleon für die einwirkende Kraft den Vorfuß, die Grube hinter der Basis des 5. Mittelfußknochens, bzw. der Mitte des Calcaneus. Schon die Ergebnisse der physiologischen Aufklappbarkeit am intakten Sprunggelenk zeigen deutliche Unterschiede und weisen auf die Problematik derartiger Aufnahmen hin. Ließ man die Kraft über den Vorfuß einwirken, waren die meisten Sprunggelenke absolut bandstabil, bei Krafteinwirkung über das Fersenbein einige Sprunggelenke und bei Krafteinwirken über die Grube hinter dem 5. Mittelfußknochen lediglich 4 Sprunggelenke. Bei den übrigen Sprunggelenken schwankte die Aufklappbarkeit zwischen 1 und 7 Grad, wobei die gemessene absolute Aufklappbarkeit bei Verwendung der Grube hinter der Basis des 5. Mittelfußknochens als Hypomochleon am größten war. Auch nach Durchtrennung der einzelnen Bänder bestätigte sich, daß bei Einwirken der Kraft für diese Grube die absolut größte Aufklappbarkeit im oberen Sprunggelenk erreicht werden kann.

Absolut-Relativwerte

Viel schwieriger zu beantworten ist die Frage, ob man zur Auswertung der Ergebnisse die absolute Aufklappbarkeit oder die relative Aufklappbarkeit im Seitenvergleich heranziehen soll. Zieht man zur Orientierung die Absolutwerte der Aufklappbarkeit heran, bleibt die Frage offen, wie groß die Aufklappbarkeit am intakten Sprunggelenk gewesen ist. Bei Orientierung an Hand der Relativwerte bleibt die Frage offen, ob vor dem Trauma seitengleiche Verhältnisse bestanden haben. Wir haben die an unseren Präparaten gemessenen Werte für beide Varianten durchgerechnet. Es bestätigte sich die Tatsache, daß weder die eine, noch die andere Methode eine absolute Verläßlichkeit besitzt. Je nach den gewählten Grenzwerten konnten bei bis zu 80% unserer Präparate Art und Ausmaß der Bandverletzung an Hand der a/p-gehaltenen Aufnahmen bestimmt werden.

Viel interessanter war für uns die Feststellung, daß nach isolierter Durchtrennung das Ligamentum talofibulare anterius die Absolutwerte, nach Durchtrennung von TFA + CF die Relativwerte verläßlichere Ergebnisse brachten. Die Schlußfolgerung daraus ist, daß zur Auswertung gehaltener Aufnahmen im a/p-Strahlengang sowohl die Absolut-, als auch die Relativwerte herangezogen werden sollen. Folgende Grenzwerte erbrachten dabei die beste Aussagekraft:

Ist die absolute Aufklappbarkeit größer gleich 8 Grad und die Relative größer gleich 3 und unter 11 Grad, so ist eine isolierte Verletzung des Ligamentum talofibulare anterius wahrscheinlich.

Besteht eine Aufklappbarkeit größer gleich 8 absolut und relativ größer gleich 11, ist eine Verletzung von Lig. talofibulare anterius und fibulocalcaneare anzunehmen.

Mit diesen Grenzwerten konnte bei 23 unserer 25 Sprunggelenke Art und Ausmaß der Verletzung vorausgesagt werden.

Gewicht

Viel leichter zu beantworten war die Frage der notwendigen Gewichtsbelastung. Der Vergleich der Absolut- und Relativwerte von 3 bzw. 5 kp Belastung und ihre Bedeutung auf die Aussagekraft der gehaltenen Aufnahmen zeigte, daß durch Steigerung der Gewichtsbelastung auf 5 kp keine Verbesserung der Aussage ermöglicht werden konnte, so lange man die Grube hinter der Basis des 5. Mittelfußknochens als Hypomochleon benutzt.

Vor Anwendung noch höherer Prüflasten muß auf Grund biomechanischer Gegebenheiten gewarnt werden. Im Sprunggelenk wirkende Hebelarme können eine Verstärkung der einwirkenden Kraft um das bis zu 4-fache ermöglichen. Die Grenze der Belastbarkeit der Bänder im oberen Sprunggelenk liegt zwischen 20 und 30 kp. Bei Prüflasten über 5 kp kann durch diese Hebelarme die Belastbarkeit der intakten Sprunggelenksbänder leicht überschritten werden. Die Gefahr iatrogener Zusatzschäden besteht. Als viel wichtiger erachten wir die ausreichend lange Belastung. Erst beim Zug über mehrere Minuten ermüdet die Peroneusmuskulatur des Patienten, sodaß eine aktive Stabilisierung des oberen Sprunggelenkes nicht mehr möglich ist.

Wir haben uns deswegen zur Technik der gehaltenen Aufnahme, wie von Beck angegeben, entschlossen. Als Auflagefläche dient ein gepolsterter Schemel, über eine Schlaufe wird das obere Sprunggelenk mit 3 kp für mindestens 3 min belastet und die Aufnahme in 20 Grad Innenrotation durchgeführt. Als Vorteilhaft zur Überprüfung der korrekten Technik bei Anlage der Schlaufe hat sich die Integration von kleinen metalldichten Fremdkörpern in die Halteschlaufe in Höhe des Innenknöchels bzw. der Basis des 5. Mittelfußknochens bewährt.

Gehaltene Aufnahme im seitlichen Strahlengang. Wir überprüften auch die gehaltene Aufnahmen im seitlichen Strahlengang in mehreren Varianten. Eine Verbesserung der Aussagekraft durch Erhöhung der Gesichtsbelastung, Einneigen der Röntgenröhre unter gleichzeitiger Druckbelastung in Richtung Taluslängsachse, bzw. stärkerer Plantarflexion (40 Grad) konnten wir nicht feststellen. Es bestätigte sich nur die Tatsache, daß die Aussagekraft der gehaltenen Aufnahme im seitlichen Strahlengang bei 10 Grad Plantarflexion am besten ist. Bei dieser Methode erwies sich eine Gewichtsbelastung von 5 kp als etwas vorteilhafter. Ein mehrmaliges Durchbewegen des oberen Sprunggelenkes während der Untersuchung ist empfehlenswert. Die Problematik der gehaltenen Aufnahme im seitlichen Strahlengang liegt jedoch darin, daß:

1. Die Beurteilung einer Mitverletzung des Lig. calcaneofibulare nicht möglich ist.
2. Die gewählten Referenzpunkte bei allen Sprunggelenken nicht ideal zu finden sind.
3. Eine optimale Aufnahmetechnik ohne Rotationsfehler Grundbedingung ist.
4. Durch einen zu großen Abstand Bildebene – Sprunggelenk das Sprunggelenk vergrößert abgebildet werden kann. Das Ergebnis der gehaltenen Aufnahme wird in mm angegeben, bei vergrößerter Abbildung des Sprunggelenkes bei falschem Abstand Objekt-Filmebene kommt es unweigerlich zu einer Vergrößerung des Referenzwertes, ein Irrtum bei der Auswertung ist dadurch immer möglich.

Zusammenfassend läßt sich für die gehaltenen Aufnahmen feststellen, daß im a/p-Strahlengang 3 kp Belastung als ausreichend anzusehen sind. Da die Aussagekraft jedoch eingeschränkt ist, muß man mit mindestens 20% falsch positiven oder negativen Ergebnissen rechnen. Von einer zusätzlichen Aufnahme im seitlichen Strahlengang kann generell keine Verbesserung der Aussagekraft erwartet werden.

Anatomische Untersuchungen

In einer eigenen anatomischen Untersuchung haben wir versucht die Ursachen der wenig zufriedenstellenden Aussagekraft der gehaltenen Aufnahmen zu ermitteln. Es ist nämlich bisher die Frage nicht beantwortet worden, warum bei einem vergleichbaren Verletzungsmuster ein derart unterschiedliches Ausmaß der Aufklappbarkeit bzw. auch Subluxierbarkeit besteht.

In einer Serie mit 50 paarweise entnommenen Sprunggelenken haben wir den Bandverlauf, die Banddimensionierung, sowie die Orientierung der Bänder gegenüber den Raumebenen in Rechtwinkelstellung des Sprunggelenkes bestimmt.

Es zeigte sich, daß der Bandverlauf des Lig. TFA sehr konstant ist. Es läuft bei Rechtwinkelstellung des Fußes zwischen 0 und 10 Grad ansteigend von der Außenknöchelvorderkante zum Talus.

Gänzlich anders verhält es sich beim Lig. calcaneofibulare. Dieses verläuft zwar immer hinter der Fibulalängsachse, der Winkel schwankte jedoch zwischen 1 Grad und 60 Grad bei unseren Präparaten. Dies bedeutet, daß der Winkel zwischen TFA und CF zwischen 90 und 160 Grad betragen kann. Als geometrisch stabilste Anordnung im Raum ist ein gleichseitiges Dreieck anzusehen. Hier beträgt der Winkel zueinander 120 Grad. Jede Abweichung von diesem Wert bedeutet ein gewisses Maß an Instabilität, sodaß zur Stabilisierung des Gelenkes eine physiologische Aufklappbarkeit zur Vorspannung der Bänder notwendig ist. Dieser variable Verlauf und der damit verbundene variable Winkel zwischen TFA und CF ist für uns eine Erklärung, für die häufig zu beobachtende, bereits physiologische Instabilität des oberen Sprunggelenkes.

Noch bemerkenswerter war bei uns der Rechts-Links-Vergleich. Auch hier fanden sich deutliche Unterschiede. Nimmt man als Toleranzgrenze im Rechts-Links-Vergleich 20 Grad Differenz, so lagen nur 21 unserer 25 Präparate innerhalb dieser Toleranzgrenze. Bei 4 Präparaten war der Unterschied jedoch deutlich größer als 20 Grad. Dies bedeutet, daß bei diesen Präparaten ein Rechts-Links-Vergleich deutlich unterschiedliche Ergebnisse in der gehaltenen Aufnahme erbracht hätte. Es besteht deswegen Grund zur Annahme, daß die Aussagekraft gehaltener Aufnahmen auf Grund anatomischer Gegebenheiten begrenzt ist und weitere Modifikationen dieser Techniken keine Verbesserung erwarten lassen.

Erst eine wirklich andere Diagnostik ermöglicht uns die Aussage über Art und Ausmaß einer Bandverletzung zu verbessern.

Arthrographie

Eine Möglichkeit dazu ist die Arthrographie. Dazu wird das Gelenk an der Gegenseite der vermuteten Bandläsion punktiert und unter sterilen Kautelen werden etwa 2 ml eines wasserlöslichen Kontrastmittels injiziert. Die Verteilung des Kontrastmittels wird durch Nachinjektion von steril gefilterter Luft und Durchbewegen des oberen Sprunggelenkes verbessert. Die Problematik der Arthrographie besteht darin, daß mit dieser Methode nur verläßlich Verletzungen des Lig. TFA diagnostiziert werden können. Das Lig. CF liegt extraarticulär. Eine Ruptur dieses Bandes ist nicht immer mit einer Verletzung der Sehnenscheide an dieser Stelle verbunden. Zusätzlich können Coagel die Rupturstelle verstopfen und die Technik ist deswegen nur in den ersten Tagen nach dem Unfall anwendbar.

Die Arthrographie bietet andererseits auch Vorteile: Flake fractures und Corpora libera lassen sich besser erkennen und die Unterscheidung frische oder alte Verletzung ist erleichtert.

Es besteht also nach wie vor eine diagnostische Unsicherheit bei der radiologischen Untersuchung der Kapsel-Band-Verletzung am oberen Sprunggelenk. Ohne extremen apparativen Aufwand ist eine exakte Abklärung des Verletzungsausmaßes nicht hundertprozentig möglich. Umso wertvoller ist deswegen die exakte klinische Untersuchung.

Klinische Untersuchung

Die klinische Untersuchung der Kapsel-Band-Strukturen des oberen Sprunggelenkes, dient der Erfassung der Ausdehnung der Schmerzzone. Hier kommt uns der Umstand zu Gute, daß die Kapsel-Band-Strukturen des oberen Sprunggelenkes knapp unterhalb der Haut zu liegen kommen und damit der digitalen Untersuchung sehr gut zugänglich sind. Diese Untersuchung muß subtil und zart ausgeführt werden und soll, wie schon gesagt, nicht dem Ertasten der Bandrupturen dienen, sondern nur der Bestimmung der Ausdehnung der Schmerzzone. Bei der Beurteilung der Schmerzzone sind folgende Tatsachen zu beachten:

1. Das Ligamentum talofibulare anterius entspringt von der Außenknöchelvorderkante und zieht bei Rechtwinkelstellung des oberen Sprunggelenkes im Winkel von 0–10 Grad leicht ansteigend zum Talus. Die durchschnittliche Breite des Lig. talofibulare anterius beträgt 10–14 mm.
2. Das Lig. calcaneofibulare verläuft in Rechtwinkelstellung des oberen Sprunggelenkes immer hinter der Fibulalängsachse, sein Ansatzpunkt am Calcaneus schwankt. Bezüglich der Fibulalängsachse kann es zwischen 0 und 60 Grad nach dorsal geschwenkt

sein. Die durchschnittliche Breite des Lig. calcaneofibulare beträgt 6–8 mm, die durchschnittliche Länge 22–28 mm. In diesem Radius besteht also die Möglichkeit, daß das Lig. fibulocalcaneare zwischen Außenknöchel und Fersenbein verletzt ist.

3. Das Lig. calcaneofibulare ist eng benachbart der Peroneussehnenscheide. Eine Ausdehnung der Schwellung bzw. der Schmerzzone hinter den Außenknöcheln in die Peroneussehnenscheide ist ein deutlicher Hinweis auf eine Mitbeteiligung des Lig. fibulocalcaneare.

Abschließend möchte ich noch kurz unser diagnostisches Konzept vorstellen.

Es beginnt immer mit der exakten klinischen Untersuchung, wobei der Erstuntersuchende angehalten ist, die Schmerzzone bandbezogen zu befunden, das heißt, sich festzulegen, ob seiner Meinung nach keine, eine isolierte, oder eine kombinierte Bandverletzung vorliegt. Nach Anfertigen der Übersichtsbilder werden gehaltene Aufnahmen im a/p-Strahlengang mit 3 kp Belastung für 3 min auf einem einfachen Haltebänkchen durchgeführt. Korreliert nun das Ausmaß der Aufklappbarkeit mit dem klinischen Befund, wird die Diagnose Einband- oder Zweibandverletzung gestellt. Besteht jedoch eine Diskrepanz zwischen dem klinischen Befund und der gehaltenen Aufnahme, wird die Indikation zur Arthrographie gestellt und mit dieser Zusatzmethode die endgültige Diagnose gestellt.

Erst durch diese exakte Differenzierung zwischen Distorsion, Einband- oder Zweibandverletzung ist eine verletzungsadaequate Therapie möglich und die Indikation zur funktionellen, konservativ-funktionellen oder operativ-funktionellen Therapie zu stellen.

Literatur

1. Beck E, Frick H (1979) Die Diagnostik der Bandverletzungen im Bereich des oberen Sprunggelenkes. Unfallchir 5: 180–184
2. Bernett P, Schirmann A (1979) Akute Sportverletzungen des Sprunggelenkes. Unfallheilkunde 82: 155
3. Berridge FR, Bonnin JB (1944) The radiographic examination of the ankle joint including arthrography. Surg Gynec Obstet 79: 383
4. Broström L, Liljedahl SO, Lindvall N (1965) Sprained ankles. II. Arthrographic diagnosis of recent ligament ruptures. Acta Chir Scand 129: 485
5. Cedell CA (1975) Ankle lesions. Acta Orthop Scand 46: 425
6. Dietschi C, Zollinger H (1973) Beitrag zur Diagnostik der lateralen Bandverletzungen des oberen Sprunggelenkes. Z Orthop 111: 724
7. Fröhlich H, Gotzen L, Adam U (1984) Experimentelle Untersuchungen zur gehaltenen Aufnahme des oberen Sprunggelenkes. Unfallheilkunde 87: 30
8. Orthner E, Weinstabl R, Scharf W (1986) Beeinflussen Gewichtsbelastung und Haltetechnik die Aussagekraft gehaltener Aufnahmen am oberen Sprunggelenk. Dtsch Ges Orthop Traumatol 16: 150
9. Orthner E, Reimann R, Anderhuber F, Trojan E Untersuchungen zur veränderten Biomechanik im oberen Sprunggelenk nach Verkürzung der Fibula. Unfallchirurg (in Druck)
10. Wagner M, Orthner E (1988) Rekonstruktion der Außenknöchelbänder mit ortsständigem Kapselbandgewebe. Geladener Vortrag beim Deutsch-Österr.-Schweiz. Kongreß für Sporttraumatologie, München
11. Wruhs O, Orthner E, Resch W (1985) Die Belastung des lateralen Sprunggelenksbandkomplexes bei gehaltener Aufnahme im ap-Strahlengang. Unfallchir 11: 323

Erstmaßnahmen an der Sportstätte bei Bandverletzungen am Sprunggelenk und die Behandlung des Distorsionstraumas

H. E. van Alste

Chirurgische Abteilung, Kreiskrankenhaus, D-3006 Großburgwedel

Das Supinationstrauma am oberen Sprunggelenk mit entsprechender Läsion des fibulotalaren Bandapparates muß zu den häufigsten Verletzungen im Sport gezählt werden.

Als Unfallmechanismus steht zwar der Sport im Vordergrund, jedoch kommen auch banale Fehltritte im täglichen Leben, wie Arbeits- und Verkehrsunfälle als Ursache in Frage.

Gerade die Häufigkeit dieser Kapselbandverletzungen im oberen Sprunggelenk beim Sport ist ein wichtiger Grund dafür, daß unmittelbar nach dem Trauma an der Sportstätte die Sofortbehandlung begonnen werden muß.

Sie sollte so schnell wie möglich mit *dem Ziel* einsetzen, die Blutung zum Stillstand zu bringen, denn die Verletzung zahlreicher kleiner Blutgefäße ist die Ursache einer Gewebehypoxie und somit Ursache für das posttraumatische Ödem. In Kombination mit der lokalen Acidose kommt es dann zu einer weiteren Permeabilitätserhöhung der Gefäßwand und damit zur Zunahme eines intestitiellen Ödems. Es entwickelt sich also der bekannte Circulus vitiosus, den es möglichst rasch zu durchbrechen gilt.

Somit wird der Heilungsverlauf entscheidend von der Qualität der Erstbehandlung bestimmt.

Die Beurteilung des Ausmaßes der Verletzung muß folgerichtig an der Sportstätte zunächst durch den betroffenen Sportler selbst erfolgen.

Ist die diagnostische Situation unklar, sollte eine sorgfältige Untersuchung direkt an der Sportstätte oder beispielsweise an einem ruhigeren Ort, wie den Umkleideräumen, erfolgen.

Eine exakte Untersuchung setzt natürlich voraus, daß sich der Sportler soweit entkleidet, daß der verletzte Bereich dem Untersucher auch wirklich zugänglich wird. Elastische Binden, Tape-Verbände sowie Schutzpolsterungen sind zu entfernen.

Wichtig ist die Erhebung der genauen Anamnese mit dem exakten Unfallhergang und der ersten Symptomatik, die der Verletzte bemerkt hat. Die Verletzung ist immer vor dem Hintergrund der Anamnese zu bewerten: Bestehen Hämatom, Schwellungen oder offene Wunden?

Es sollte immer eine einfache Funktionsprüfung durchgeführt werden. Hierbei ist zu prüfen, ob einfache Bewegungen alleine oder gegen Widerstand schmerzfrei durchzuführen sind.

Ebenfalls ist die genaue Untersuchung der Umgebung des verletzten Gebietes erforderlich:
Besteht Druckempfindlichkeit im Bereiche der Weichteile oder des Knochens?
Kann im Weichteilgewebe ein Defekt getastet werden?

Hefte zur Unfallheilkunde, Heft 204
L. Gotzen/F. Baumgaertel (Hrsg.)
© Springer-Verlag Berlin Heidelberg 1989

Bestehen Schwellung, Druckempfindlichkeit oder Schmerzen bei Bewegung, bzw. bei Belastung?

Bei Verletzungen der Weichteilgewebe ist die vordringlichste Aufgabe, die Blutung zum Stillstand zu bringen, da sonst Schwellung, Schmerz und Druckempfindlichkeit entstehen.

Es sollte folgende Regel gelten:
Je leichter die Blutung, um so schneller verschwindet der Bluterguß, um so geringer ist die Narbenbildung im verletzten Bereich ausgeprägt. Daher sollte man bei Weichteilverletzungen das Ausmaß der Blutung durch rasche Kälteanwendungen, Kompressionsverbände, Hochlagerung und Ruhigstellung der verletzten Extremität so gering wie möglich halten.

Durch diese Maßnahme wird der Organismus im Versuch der Blutstillung unterstützt.

Durch die Kälteanwendung wird folgender Effekt erreicht:
Lokale Schmerzlinderung: Dieses muß unter strenger ärztlicher Kontrolle erfolgen, damit der Sportler im Übereifer nicht zu früh die Belastung wieder aufnimmt.

Kontraktion der Blutgefäße: Verhinderung des Blutzuflusses in dem verletzten Bereich und somit Verhinderung der Schwellung.

Damit die Kälteeinwirkung effektiv sein kann, muß sie tief in den verletzten Bereich eindringen. Dies ist durch eine geeignete Ausführung sicherzustellen.

Verletzungen im Bereich des Sprunggelenkes sollten mindestens 30 min gekühlt werden. Eine Verletzung am Oberschenkelmuskel erfordert z. B. eine Kühlungsdauer von 45 min.

Es gilt, die Kühlung über einen Zeitraum von 2–3 h fortzusetzen. Im Allgemeinen sollte die erste Eispackung nach 30 min gewechselt werden.

Hier ist unbedingt die Haut unterhalb der Eispackung zu inspizieren. Die Eispackung ist nicht direkt auf die Haut aufzubringen.

In den folgenden ersten 3–6 h sollte die Kälteanwendung intermittierend erfolgen, und zwar jeweils in 30 min Abstand. Hierdurch wird gleichzeitig eine Schmerzlinderung erreicht.

Es gibt kommerziell verfügbare Kältepackungen, die eine Wirkungsdauer von ca. 40 min haben. Der Vorteil dieser Methode liegt darin, daß die Kälte wirklich tief ins Gewebe eindringt.

Mehrfach anwendbare Eispackungen enthalten ein leicht verformbares visköses Gel, das zunächst gekühlt werden muß und die Kälte über ca. 40 min an die Weichteile abgibt. Diese Packungen können mehrfach angewendet werden und sind auch leicht der Form des jeweils verletzten Bereiches anzupassen.

Nachteilig erweist sich das Aufbewahren dieser Eispackungen, die zunächst im Tiefkühlfach vorgekühlt werden müssen und dann in einer Kältetasche an der Sportstätte aufbewahrt werden müssen.

Bei Nichtvorhandensein eines modernen Kühlsystems kann durch Eiswasser und Natureis ebenfalls eine ausreichende Kühlung erreicht werden.

Kältesprays sollten heute nicht mehr angewendet werden! Sie haben generell nur einen Effekt an den Körperstellen, wo die Haut direkt dem Knochen aufliegt, da die Kälte solcher Sprays nur wenige Millimeter in die Haut eindringt. Das tiefer liegende

Gewebe wird somit nicht gekühlt. Mit dem Sprayvorgang hört die Kühlung auf. Es kann zu reaktiv verstärkten Blutungen kommen, und somit der gegenteilige Effekt ausgelöst werden.

Weiterhin besteht bei direkter Anwendung von Kältesprays auf der Haut die Gefahr der Hautschädigung.

Mit Kühlung einer Weichteilverletzung muß gleichzeitig ein Druckverband angelegt werden. Der Sinn dieser Maßnahme besteht in der Schaffung eines Gegendrucks gegenüber der Blutung, die sich im verletzten Bereich entwickelt. Hierdurch werden die körpereigenen Reaktionen mit dem Ziel einer Blutstillung in ihrer Effektivität verbessert.

Ein Druckverband besteht im Allgemeinen aus einer mit mäßiger Spannung angelegten elastischen Binde über Schaumstoff. Üblicherweise wird mit dieser Binde eine Kältepackung fixiert, so daß Kühlung und Kompression gleichzeitig erfolgen.

Der Druckverband wird auch nach Beendigung der Kühlung an Ort und Stelle belassen, sofern dies angesichts von Ort und Ausmaß der Verletzung vertretbar erscheint. Der Druckverband wird später durch einen Stützverband ersetzt.

Bei der Betreuung von Leistungs- und Hochleistungssportlern erscheint es erforderlich, einiges zur Prävention zu sagen. Läuft ein Sportler z. B. mehr auf dem Außenrist, so ist die Gefahr des „Umknickens", also einer Supinationsverletzung häufiger gegeben.

Der normale Fußballschuh, z. B. mit kurzen Stollen, ist gerade prädestiniert, eine Supinationsverletzung beim Laufen auf einer etwas höheren Grasfläche zu provozieren.

Aus diesem Grunde ist es sinnvoll, bei Leistungs- und Hochleistungssportlern, die in ihrer Anamnese häufigeres „Umknicken" angeben, eine Laufanalyse durchzuführen, um hier durch geeignetes Schuhmaterial mit individuell angepaßter Sohle und zusätzlich angelegten Tape-Verbänden einem Supinationstrauma vorzubeugen.

Die Laufanalyse erfolgt videokontrolliert auf dem Laufband (Abb. 1).

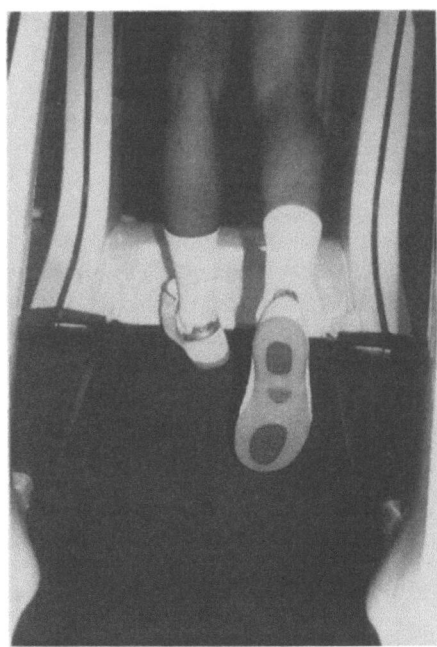

Abb. 1. Laufanalyse: Videokontrolliert auf dem Laufband

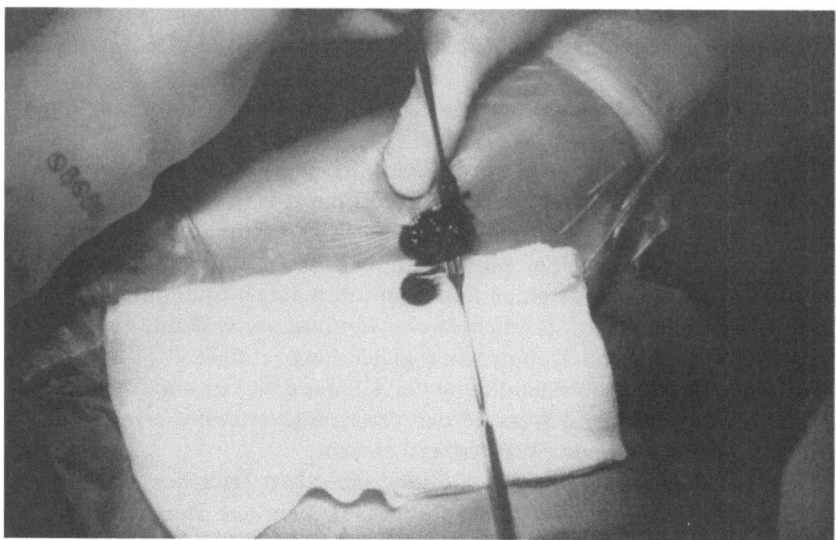

Abb. 2. Außenbandruptur des OSG. Hämatomausräumung vor Legen der Bandnaht

In der Klinik ist das Vorgehen beim Distorsionstrauma wie folgt:

Die Indikation zur Operation ist abhängig vom Ausmaß des Weichteilschadens. Ob dann eine Ein- oder Zweiband-Verletzung vorliegt, wird intraoperativ diagnostiziert.

Mit dem Patienten wird das Für und Wider der operativen oder konservativen Therapie ausgiebig besprochen.

Vorteil der Operation ist die genaue Diagnostik der Bandverletzung.

Knorpel-Knochenverletzungen können so entdeckt und behandelt werden.

Beseitigung des Häemarthros (Abb. 2).

Legen eines kleinen Hautschnittes, durch den der Bandapparat gut erreicht wird. Kurze Liegezeit ist obligat. Das Infektionsrisiko ist gering (unter 1).

Die Nachbehandlung entspricht der konservativen Therapie.

Da nach unseren Erfahrungen nicht die Instabilität, sondern die unklare Schmerzsymptomatik mit Bewegungs- und Belastungsschmerz die Problematik nach nichtoperierter Außenbandverletzungen am oberen Sprunggelenk darstellen, haben wir unsere Operationsindikation vom Ausmaß des Weichteilschadens abhängig gemacht.

Gehaltene Röntgenaufnahmen werden lediglich noch zur Sicherung der Diagnose durchgeführt (Abb. 3 u. 4).

Die konservative Behandlung und die postoperative Nachbehandlungsphase sind identisch. Nach Abschwellen der Weichteile im gespaltenen Unterschenkelliegegips, Verwendung orthopädie-technischer Hilfen, wie

1. MHH-Knöchelschiene (Abb. 5)
2. Adipromed-Stabil-Schuh (Abb. 6)

und begleitende Betreuung des Sportlers in der sporttraumatologischen Sprechstunde.

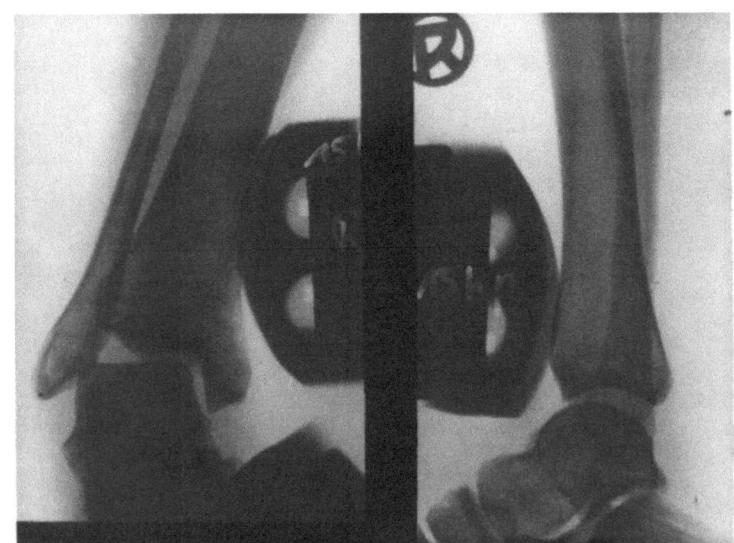

Abb. 3. Gehaltene Röntgenaufnahme des OSG in 2 Ebenen: Diagnose: Außenbandruptur

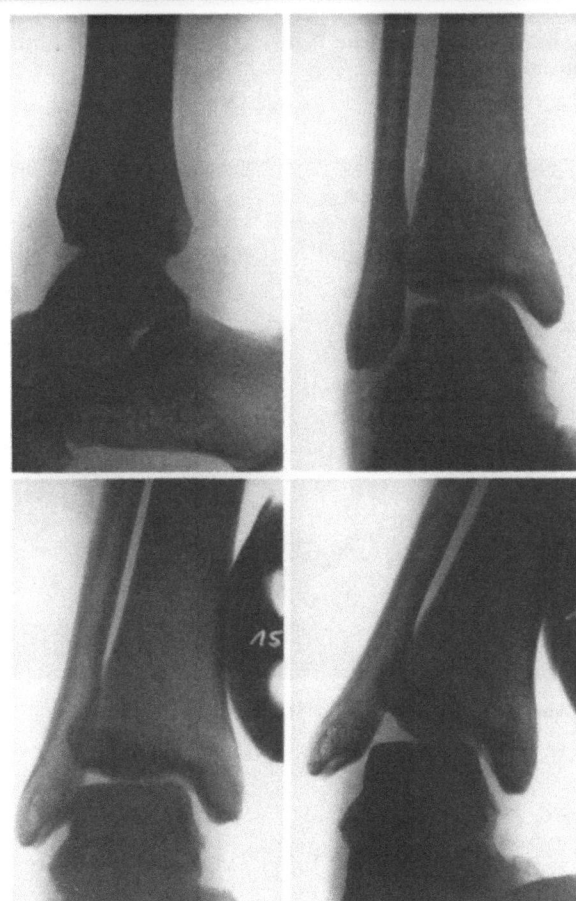

Abb. 4. *Oben rechts und links:* Nativaufnahmen des OSG. *Unten links:* gehalten Aufnahme unmittelbar nad dem Unfallereignis *Unten rechts:* gehaltene Aufnahm beim gleichen Patienten 3 Tage nach Unfall

44

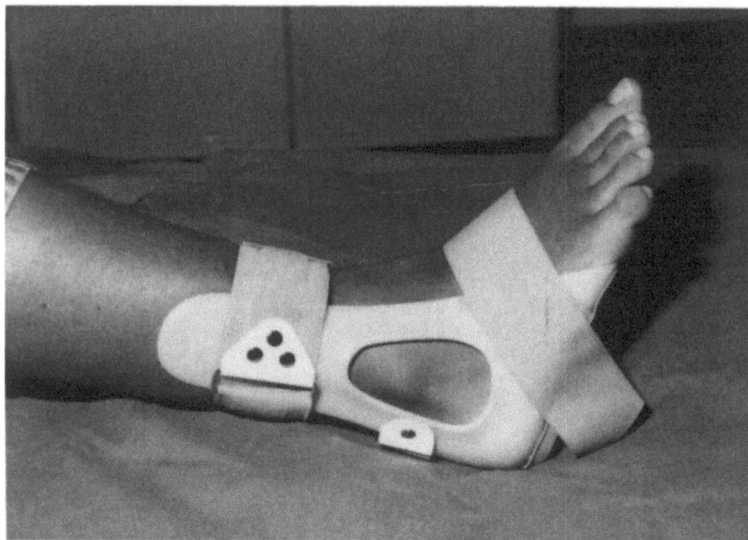

Abb. 5. Knöchelschiene, entwickelt in der unfallchirurgischen Klinik der Medizinischen Hochschule Hannover

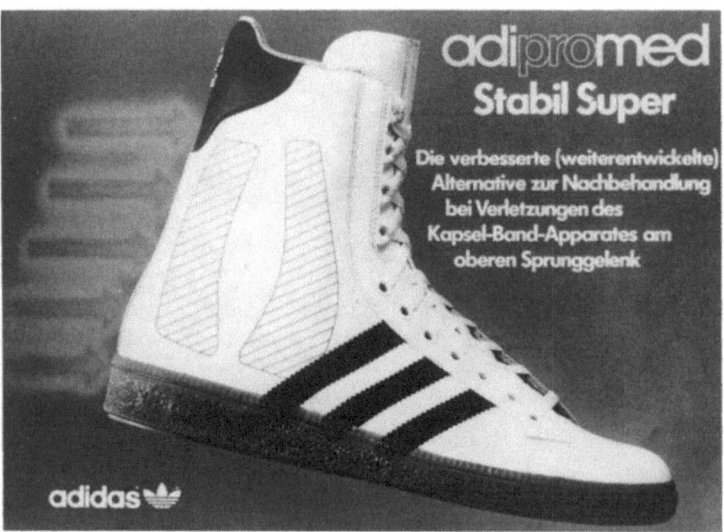

Abb. 6. Adipromed-Stabil-Schuh

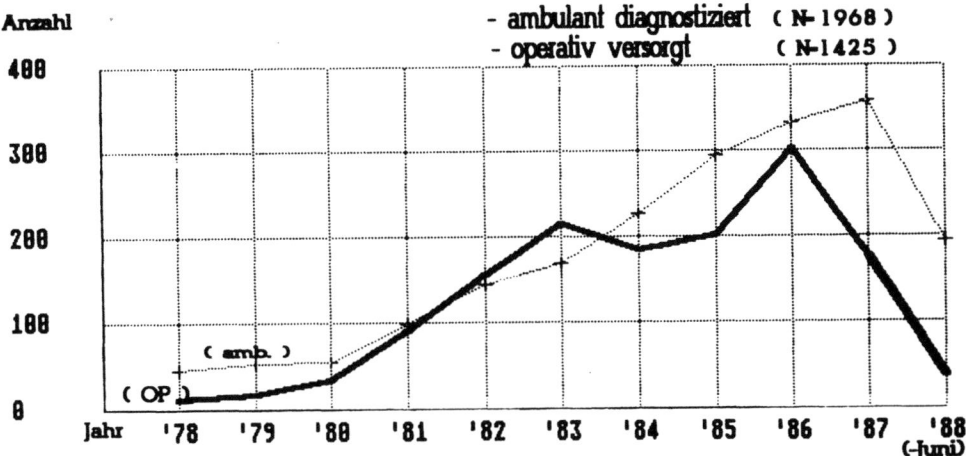

Abb. 7. Entwicklung im Therapieverhalten bei Außenbandrupturen in den Jahren 1978 bis 1988

In den Jahren 1978 bis Juni 1988 haben wir in unserer Ambulanz 1968 Außenbandverletzungen diagnostiziert. Einige wurden von außerhalb direkt stationär eingewiesen.
Hiervon wurden 1425 operativ versorgt. Die absolute Operationsindikation der Außenbandrupturen wurde seit 1986 eingeschränkt. Hier fanden die bereits vorher erwähnten Kriterien der Indikation zur Operation Anwendung (Abb. 7).

Zusammenfassung

Die Sofortmaßnahmen beim Distorsionstrauma am oberen Sprunggelenk an der Sportstätte sind einfach zusammenzufassen unter dem Motto:
Kühlung und Kompression.

Präventivmaßnahmen sind wichtig. Hier wird auf die videokontrollierte Laufbanduntersuchung hingewiesen. Sie bietet die Möglichkeit der Sportschuhkorrektur.
Die Wahl des Therapieverfahrens bei Distorsionsverletzungen am oberen Sprunggelenk wird von der Schwere der Weichteilverletzung abhängig gemacht.
Entscheidend ist auch, ob es sich um einen Sporttreibenden handelt.
Die postoperative Nachbehandlung ist identisch mit der konservativen Therapie.
Nach kurzer Gipsruhigstellung wird die Anwendung von orthopädietechnischen Hilfen bevorzugt.
Die begleitende Betreuung des Sportverletzten in der sporttraumatologischen Ambulanz bis zur Wiedererlangung der Sportfähigkeit ist erforderlich und eines der Ziele unserer Arbeitsgemeinschaft!

Äußere Stabilisationshilfen bei fibulärer Bandläsion und Verletzungsprävention[*]

A. Stacoff[1], B. Segesser[2] und E. Stüssi[1]

[1] Laboratorium für Biomechanik der ETH Zürich, ETH-Zentrum, CH-8092 Zürich
[2] Praxisklinik Rennbahn, St. Jakobstraße 106, CH-4132 Muttenz/Basel

1. Einleitung

Im Sport wie auch im Alltag sind die Verletzungen der fibulären Bänder sehr häufig anzutreffen (Garrick 1977; Steinbrück 1981 und 1987). Es ist daher verständlich, wenn im Spitzen- als auch im Breitensport versucht wird, mit äußeren Hilfen die Stabilität an den Sprunggelenken zu verbessern (Segesser et al. 1986; Spring et al. 1980; Petrov et al. 1988). Eine Verbesserung der Stabilität wird sowohl postoperativ, als auch im Sinne einer Verletzungsprävention angestrebt. Dazu bieten sich eine ganze Reihe von Möglichkeiten an, die sich in ihrer Wirkung aber stark unterscheiden. Das Ziel dieser Ausführungen ist es, die Wirkung und Grenzen von äußeren Stabilisationshilfen zu diskutieren, so daß eine gezielte Wahl einer adäquaten Stabilisationshilfe erleichtert wird. Dazu werden Röntgen-Untersuchungen und biomechanische Arbeiten beigezogen.

2. Der Verletzungsmechanismus

Fibuläre Bandverletzungen können mit zwei typischen Verletzungsmechanismen in Verbindung gebracht werden. Je nachdem ob die Bodenreaktionskraft im Vorfuß- oder im Fersenbereich angreift, werden unterschiedliche Strukturen der fibulären Bänderkette betroffen. Beim Verletzungsmechanismus mit Landebewegungen oder mit Seitwärtsbewegungen kombiniert mit Blockieren des Schuhes im Tennis, Handball, Volleyball etc. (Stacoff et al. 1987; Stüssi et al. 1987a), ist mit einer Verletzung des Ligamentum fibulocalcaneare oder gar einer subtalaren Subluxation oder Luxation zu rechnen (Segesser et al. 1986). Hier wirkt die angreifende Kraft im Fersenbereich oder Mittelfußbereich. Anders verhält es sich bei Bewegungen aus einer Spitzfußstellung, wo die angreifende Kraft am Vorfuß ansetzt. Nun wird die ganze fibuläre Bänderkette und die Peronäussehen in eine Zugbelastung gebracht und insbesonders das Ligamentum fibula-talare anterius gefährdet.

Bei fibulären Distorsionen sind die einwirkenden Kräfte dann am größten, wenn der Fuß des Sportlers mit hoher Bewegungsgeschwindigkeit – aus vollem Lauf oder zur Landung nach einem Sprung – zum Verletzungsmechanismus gezwungen wird. Gemäß Thonnard et al. (1986) und Sprigins et al. (1981) dauert ein Supinationstrauma kaum 30 ms (0.03 s), wogegen die Peronäal-Muskulatur erst nach 60 ms oder mehr genügend Kraft erzeugen kann, um die Bewegung noch zu beeinflussen. Das heißt, eine äußere Stabilisationshilfe sollte gleich beim ersten Bodenkontakt den Unfallvorgang positiv be-

[*] Diese Arbeit wurde unterstützt vom Schweizerischen Nationalfonds, Projekt Nr. 5.521.330.876/1

48

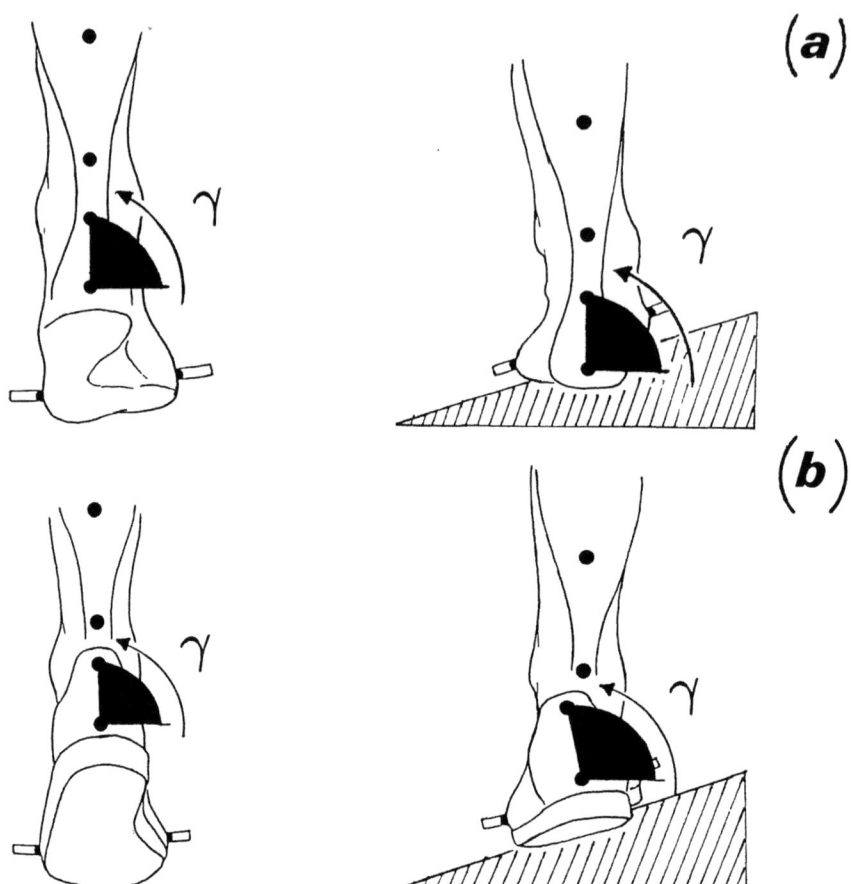

Abb. 1 a, b. Der Fersenbeinwinkel γ bei der Landung auf einer schiefen Ebene. Die steife Schuhsohle **(b)** drückt den Rückfuß in eine verletzungsgefährdende Position, während barfuß **(a)** der Rückfuß aufrecht bleibt

einflussen können, um möglichst innerhalb der ersten 30 ms wirksam zu sein. Dazu spielt auch der Sportschuh eine wesentliche Rolle, dessen Sohlenbreite, Steifigkeit und Sohlenhöhe im Moment des Auftreffens auf den Boden wesentlich zur Unfallsituation beiträgt. Als Beispiel sei dazu erwähnt, daß bereits eine steife Schuhsohle bei einer Landung auf einer schiefen Ebene den Fuß in eine Position bringen kann, die das Verletzungsrisiko erheblich erhöht (Abb. 1).

3 Biomechanische Voraussetzungen für eine äußere Stabilisationshilfe

Grundsätzlich erlaubt jede äußere Stabilisationshilfe – ausgenommen der Gipsverband – eine Mobilisation der Sprunggelenke. Die funktionelle Nachbehandlung und die Prävention ist aber nur dann sinnvoll, wenn der Zugbeanspruchung der einzelnen fibulären

Bänder Rechnung getragen wird. Untersuchungen von Wirth et al. (1978) zeigen die Zugbeanspruchung der einzelnen Bänder in Abhängigkeit von der Bewegungsexkursion. Aufgrund dieser Untersuchungen ergibt sich, daß der fibuläre Bandapparat im Bereich um Null Grad nur moderat beansprucht wird (Abb. 2). Die „moderate Grenze" kann in etwa mit dorsal-plantar von 10-0-20 (nach Segesser et al. 1986) angegeben werden, wobei 0 Grad die Neutralstellung des Fußes zur Beinachse bedeutet. Das heißt, daß in diesem Bereich die Bewegungsexkursion für eine funktionelle Therapie freigegeben werden kann, ohne daß der Heilungsprozeß der Bänder beeinträchtigt oder das Verletzungsrisiko erhöht wird.

4 Äußere Stabilisationshilfen

Für die Diskussion der Vor- und Nachteile verschiedener Stabilisationshilfen werden biomechanische Untersuchungen und Röntgen-Untersuchungen beigezogen.

4.1 Biomechanische Untersuchungen

4.1.1 Hochschaftige Schuhe
Hochschaftige Schuhe werden in verschiedenen Sportarten seit längerer Zeit getragen. Dies gilt vor allem im Basketball, vermehrt aber auch im Tennis. Dabei scheint das subjektive Stabilitätsempfinden der Sportler eine wesentliche Rolle zu spielen. Um dies zu

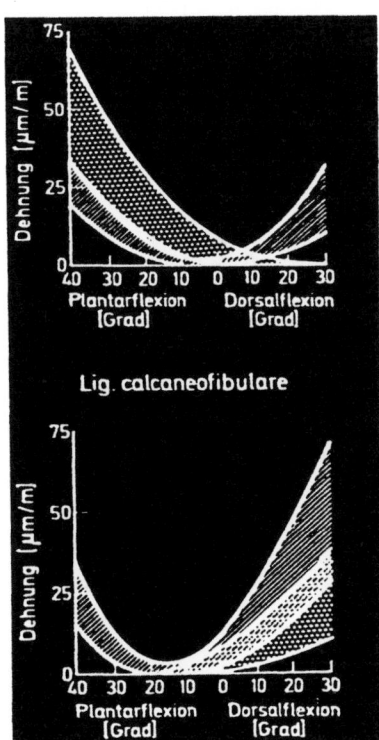

Abb. 2. Zugspannung am Ligamentum fibulo-talare anterius (*oben*) und fibulo-calcaneare (*unten*) bei varus (punktiert) und valgus (schraffiert) Streß und gleichzeitiger Dorsal- und Plantarbewegung. (Nach Wirth et al. 1978)

überprüfen, wurden mittels einer Film-Analyse (Stacoff et al. 1985) tiefschaftige (Lauf-schuh-Typ), mittelhohe (Baskettball-Typ) und hochschaftige (Box-Typ) Schuhe mitein-ander verglichen. Die Versuchspersonen hatten eine Seitwärtsbewegung durchzuführen, ähnlich wie dies in den genannten Sportarten häufig anzutreffen ist. Die Schuhe wurden auf ihre Stabilität, d. h. auf das Ausmaß der Supinationsbewegung geprüft. Es stellte sich heraus, daß mittlere und sehr hohe Schuhe die Supinationsbewegung gleichermaßen re-duzieren. Die zusätzliche Schaftüberhöhung der sehr hohen Schuhe führte aber zu keiner weiteren Verbesserung. Mit Schuhschäften, die über die Knöchel reichen, kann somit eine erste – relativ betrachtet noch geringe – Verbesserung der Stabilität bewerkstelligt werden. Eine Verletzungsprävention ist damit jedoch noch nicht erreicht.

4.1.2 Ankle Brace

Eine weitere biomechanische Untersuchung wurde mit Ankle Braces (Air cast) durchge-führt. Kinematische (Film-Analyse) und Kinetische (Kraftmessung) Untersuchungen ergaben, daß eine Brace den Umfang der Supination sowohl statisch (gehalten), wie dy-namisch (laufen) zu reduzieren vermag, bei recht großen individuellen Unterschieden (Abb. 3). EMG Messungen ergaben, daß die Aktivität des M. Peronäus longus durch die Brace nicht beeinflußt wird (Stüssi et al. 1987 b). Somit eignen sich Ankle Braces für den längerfristigen Einsatz besonders für die Verletzungsprävention. Sie sind eine Stufe sta-biler als mittel- oder hochschaftige Schuhe zu werten. Dabei ist jedoch zu berücksichti-gen, daß die Funktion der Brace vor allem in Kombination mit stabilen Schuhen ge-währleistet ist, die nicht durch eine kantige Sohlengeometrie eine Supination provozie-ren.

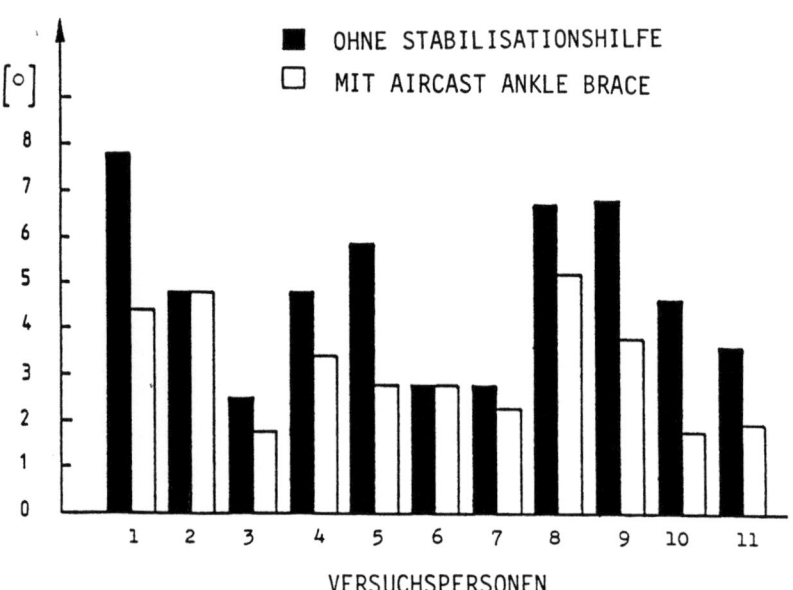

Abb. 3. „Instability range" mit und ohne Ankle Brace (Air cast). Nach (Stüssi et al. 1987)

4.1.3 Tape-Verband

Beim Tape-Verband wird häufig die Langzeitwirkung in Frage gestellt (Bunch et al. 1985; Laughman et al. 1980). Um dies zu überprüfen, wurde mit den Spielern einer Handballmannschaft während eines 60 minütigen Trainings die Stabilität des Tape-Verbandes untersucht. Dabei wurden den Spielern unerwartet eine Inversionsbewegung des Fußes induziert. Die Filmanalyse ergab, daß nicht nur beim frisch angelegten Tape, sondern auch noch nach 60 min Training eine stabilisierende Wirkung nachweisbar war (Abb. 4). Die Wirkung nahm dabei anfänglich schnell, nachher langsam ab. Nebst dem Tape-Verband lockerte sich auch das Fußgelenk während des Trainings. Somit kann der Tape-Verband sinnvollerweise für kurzfristige (d. h., bis zu einer Stunde dauernde) Stabilisierungen eingesetzt werden.

4.2 Röntgen-Untersuchungen

4.2.1 Ankle Brace, Tape-Verband, Stabilschuhe

In den Röntgen-Untersuchungen wurden die verschiedenen äußeren Stabilisationshilfen bezüglich der Bewegungseinschränkung im OSG untersucht (gefordert sind 10-0-20 Grad) und bezüglich des Supinationsschutzes geprüft. Dies erfolgte mit zwei Versuchspersonen, die ohne Stabilisationshilfen stark aufklappbare Sprunggelenke aufwiesen (Tabellen 1 und 2).

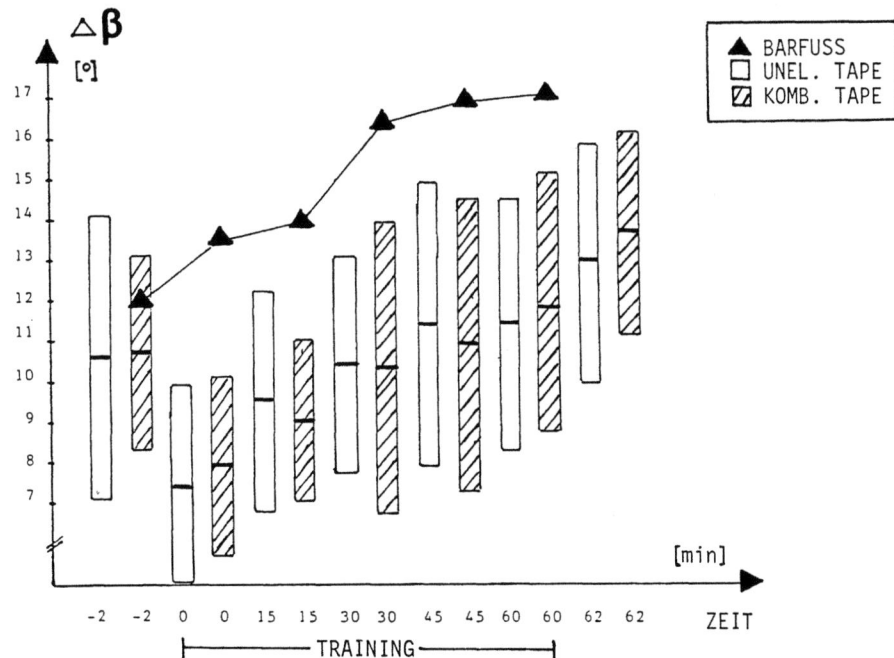

Abb. 4. Der Achillessehnenwinkel β vor, während und nach einem 60 min Handballtraining (Unelastisches Tape n = 13; kombiniert elastisches/unelastisches Tape n = 12; barfuß n = 1). Unterschiede zwischen den zwei Tape-Verbänden ergaben sich keine

Tabelle 1. Wirkungsweise von äußeren Stabilisationshilfen bei massiv aufklappbarem OSG, Versuchsperson 1

Stabilisierungsart	Radiologische Aufklappbarkeit bei gehaltener Aufnahme	Klinische Beschränkung der Bewegungsexkursion des OSG	Prophylaktischer Effekt gegen Distorsionstraumen (Literaturangabe)
Keine (Barfuß)	42°	25-0-50	–
Tape-Verband	12°	15-0-25 (schlecht angelegt): 20-0-35	+
Mikros-Bandage	18°	20-0-35	+
Aircast	16°	30-0-35	+
Handballschuh (halbhoch)	17°	20-0-30	(+)
Ringerschuh verstärkt	16°	20-0-30	(+)
Adimed Stabil I	18°	20-0-30	(+)
Stabilschuh Versuchsmodell mit externem Stabilisator	6°	10-0-20	?
Adimed Stabil II	11°	10-0-15	?

Tabelle 2. Funktion von äußeren Stabilisationshilfen bei fibulär insuffizientem OSG, Versuchsperson 2

Modell	Klin. Beweglichkeit OSG dorsal-plantar	Radiolog. Tibiabewegungsfreiheit im Schuh	Supinations-bremse, Supinations-streß im Schuh stehend	Gehaltene Röntgenaufnahme – Aufklappbarkeit OSG	Höhe der Seitenstabilisatoren fibulär (oberhalb OSG-Achse)/Schafthöhe	Knöchelfreiheit	Technische Möglichkeiten, variable Stabilisierung	Calcaneus-Bodenabstand
Barfuß	20-0-50	68°	6°	18° (Scheuba 22°)	–	–	–	–
Ankle Brace 1 (MIKROS) mit Tennisschuh	15-0-35	48°	22°	16°	5 cm	ja	nein	4,5 (Tennisschuh)
Ankle Brace 2 (AirCast) mit Tennisschuh	15-0-30	45°	5°	18°	20 cm	ja (Luft)	nein	4,5 (Tennisschuh)
Stabilschuh 1 (Künzli)	20-0-35	54°	20°	16°	3 cm/10,5	teilw.	ja	4,2
Stabilschuh 2 (Puma Multimed)	20-0-30	47°	18°	20°	6 cm/11	ja	ja	5,2
Stabilschuh 3 (Adimed Stabil I)	20-0-30	46°	11°	7°	8 cm/9	nein		3,5
Stabilschuh 4 (Adimed Stabil II)	10-0-15	22°	4°	7°	4 cm/10,5	ja	ja	4,5

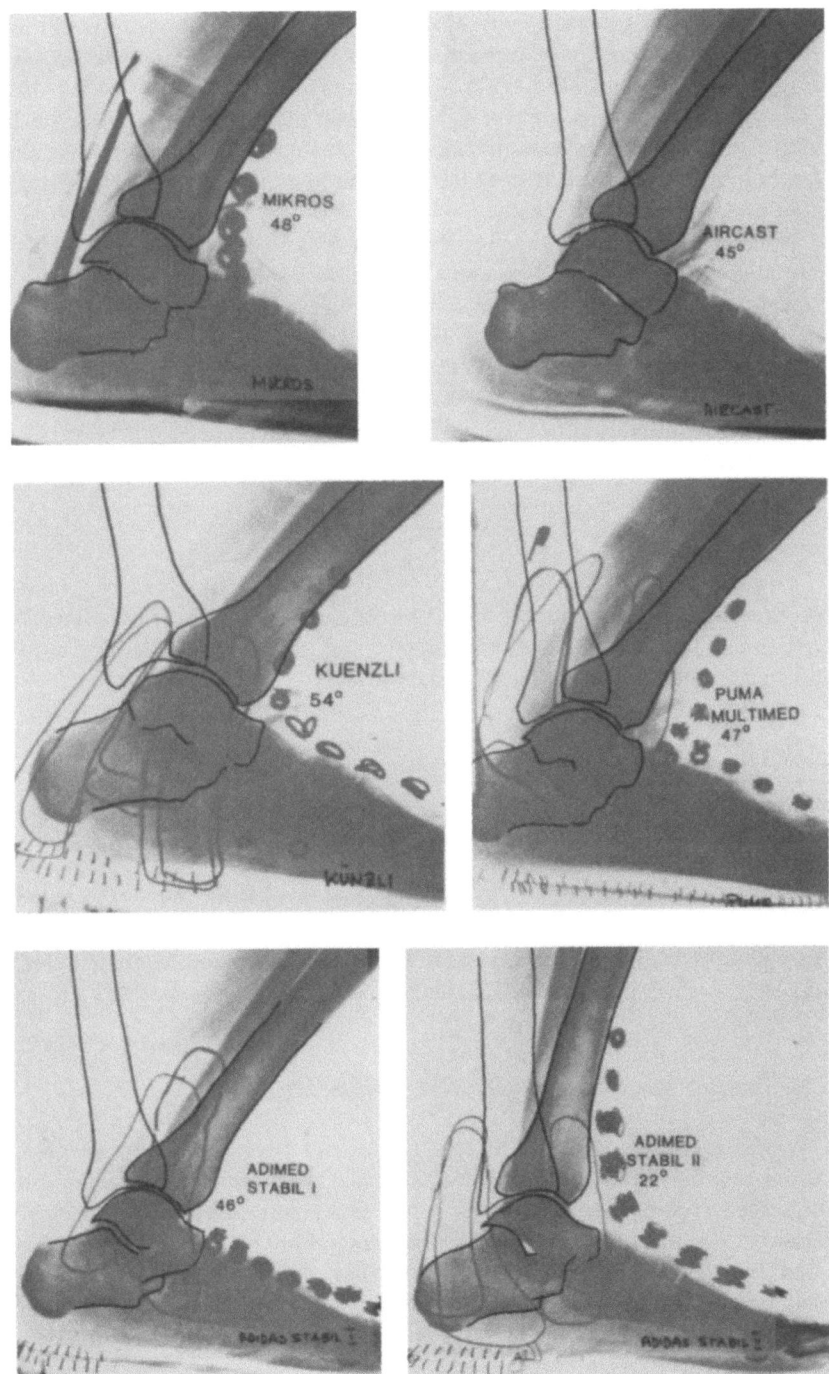

Abb. 5. Radiologisch festgestellte Bewegungsexkursion bei verschiedenen äußeren Stabilisationshilfen. (Aus: Segesser et al. 1986)

Die angestrebte Bewegungseinschränkung wird nur durch den frisch angelegten Tape-Verband und durch einen Stabilschuh (Stabil II) erreicht. Bei allen anderen Hilfen ist der Bewegungsumfang größer als der therapeutisch erwünschte Bereich (Abb. 5).

Der Supinationsstreß im Stehen wird durch die Hebelverhältnisse der Schuhsohle beeinflußt. Je größer der Abstand zwischen Ferse und Boden, desto ungünstiger der Hebel. Die Supinationsbremse auf der lateralen Seite ist am besten mit Stabilschuhen (Stabil II) und der Ankle Brace erreicht.

Die meisten Stabilschuhe sind besonders hier noch verbesserungsfähig: Die Höhe der seitlichen Stabilisatoren über das OSG sollte rund 4–6 cm betragen und am unteren Ende im Sohlenbereich mit dem Schuh eine feste Einheit bilden. Ist dies nicht der Fall, ergibt sich eine Knickstelle am Übergang zwischen Sohle und Schuhschaft.

Positive therapeutische Wirkungen (Schmerzschonung, Peronealmuskulatur mit Schutzfunktion, propriozeptive Reflexmechanismen) dürften jedoch bei allen äußeren Stabilisationshilfen anzutreffen sein. Retrospektive Studien können dies bestätigen (Rovere et al. 1988; van den Hoogenband et al. 1984).

5 Schlußfolgerungen

Außere Stabilisationshilfen können sowohl zur Verletzungsprävention als auch postoperativ eingesetzt werden. Die Wirkungen sind recht unterschiedlich und sollten bewußt auf entsprechende Patienten ausgerichtet sein.

5.1 Stabilisationshilfen zur Verletzungsprävention

Mittel- und hochschaftige Schuhe eignen sich nur für Sportler mit leichten Unsicherheiten bei Seitwärtsbewegungen oder bei Landebewegungen. Verschiedene Formen von Bandagen sind wohl auch zu dieser Kategorie zu zählen. Bei größerem Stabilisationsverlust sind Stabilschuhe und Ankle Braces angebracht. Die Wirkungen sind aus den Tabellen ersichtlich. Für kurzzeitige (bis 60 min) Belastungen können auch Tape-Verbände eingesetzt werden, sofern die Kostenfrage kein Problem darstellt.

5.2 Stabilisationshilfen in der Rehabilitation

Um postoperativ genügend Schutz vor einer Zweitverletzung zu haben sind nur die besten Stabilisationshilfen mit Stabilschuhen gut genug. Allerdings muß dabei auch die Frage der nächtlichen Versorgung gelöst sein. Im Laufe des Heilungsprozesses sind stufenweise weniger stabile Maßnahmen einsetzbar, bis schließlich auch ein mittel- oder hochschaftiger Schuh, oder eine Ankle Brace den Sportler wieder in die ersten Trainings begleitet. Bis zu diesem Zeitpunkt ist aber eine gezielte Fußgymnastik in der Therapie unabdingbar, damit nicht nur eine äußere, sondern auch eine innere Stabilisation der Sprunggelenke erreicht wird.

6 Literatur

Bunch RP, Bednarski K, Holland D (1985) Ankle joint support: A comparison of reusable lace-on braces with taping and wrapping. Physic Sportsmed 13: 59

Garrick JG (1977) The frequency of injury, mechanism of injury, and epidemiology of ankle sprains. Am J Sports Med 5: 241

Laughman RK, Carr TA, Chao EY, Youdas JW, Sim FH (1980) Three dimensional kinematics of the taped ankle before and after exercise. Am J Sports Med 8, 6: 425

Petrov O, Blocher K, Bradbury RL, Saxena A, Toy ML (1988) Footwear and ankle stability in the basketballplayer. Select Topics Med Surg 275: 1

Rovere GD, Clarke TJ, Yates ST, Burtley K (1988) Retrospective comparison of taping and ankle stabilizers in preventing ankle injuries. Am J Sports Med 16, 3: 228

Segesser B, Jenoure P, Feinstein R, Vogt-Sartori S (1986) Wirkung äußerer Stabilisationshilfen (Tape, Bandage, Stabilschuh) bei fibulärer Distorsion. Sonderdruck Orthopädie-Schuhtechnik 7

Spring R, Hardegger F (1981) Die frische Ruptur der fibulotalaren Bänder. Helv Chir Acta 48: 709

Sprigins EL, Pelton JD, Brandell BR (1981) An EMG analysis of the effectiveness of external ankle support during sudden ankle inversion. Can J Appö Science 6, 2: 72

Stacoff A, Stüssi E, Sonderegger D (1985) Lateral stability of sportshoes. In: Winter DA et al., Biomechanics IXB, Human Kinetics, Champaign 139

Stacoff A, Kälin X, Stüssi E (1987) Belastungen im Volleyball bei der Landung nach dem Block. Dtsch Z Sportmed 11: 458

Steinbrück K, Rompe G (1981) Sprunggelenksdistorsionen im Sport. Orthop Praxis 4: 313

Steinbrück K (1987) Epidemiologie von Sportverletzungen, 15-Jahres-Analyse einer sportorthopädischen Ambulanz, Sportverletzungen – Sportschaden 1: 2

Stüssi E, Stacoff A, Tiegermann V (1987 a) Schnelle Seitwärtsbewegungen im Tennis. In: Segesser B et al. Der Schuh im Sport. Perimed, Erlangen, 556

Stüssi E, Tiegermann V, Gerber H, Raemy H, Stacoff A (1987 b) A biomechanical study of the stabilization effect of the Aircast ankle brace. In: Jonsson B, Biomechanics X, Human Kinetics, Champaign, 159

Thonnard JL, Plaghki L, Willems P, Benoit J-C, De Nayer J (1986) La pathogénie de l'entorse de la cheville: test d'une hypothèse. Media Physica 9: 141

van den Hoogenband CR, van Moppes FI, Coumans PF, Stapert JW, van Greep JM (1984) Study on clinical diagnosis and treatment of lateral lesion of the ankle joint. In: Bachl et al. (Eds) Current Topics in Sports Medicine, Proceedings of the World Congress of Sports Medicine, Vienna. Urban, Wien

Wirth CJ, Küsswetter W, Jäger M (1978) Biomechanik und Pathomechanik des oberen Sprunggelenkes. In: Rehn J, Schweiberer L. Verletzungen des oberen Sprunggelenkes. Springer, Berlin Heidelberg New York

Indikation, Technik und Ergebnisse der operativen Behandlung (am Außenband)

H. Seiler

Chirurgische Universitätsklinik Homburg/Saar Abt. Unfallchirurgie
(Direktor: Prof. Dr. med. O. Trentz), D-6650 Homburg/Saar

Wir haben 1977 auf der Reisensburg über 100 konsekutive Rupturen aus einer Gesamtserie von 127 Patienten d. h. mit einer Verlustquote von etwa 22% berichtet. Das mittlere Nachuntersuchungsintervall betrug 12 Monate. Operationszeitpunkt war in 40% der Unfalltag, 5 Fälle nach bis zu 14 Tagen operiert. Unsere Frequenz an isolierten ventralen Rupturen liegt deutlich höher als in anderen Serien, jedes zweite Gelenk war betroffen. Das Lig. fibulotalare posterius war 4mal interligamentär rupturiert. Dieses Band weist isoliert einen hohen Anteil an elastischen Fasern auf. Von einer häufigeren Schädigung im Sinne von Stretchverletzungen ist auszugehen. In 14% handelte es sich um ossäre oder periostale Ausrisse. Begleitläsionen betrafen vor allem den Knorpel, 2 ausgedehnte osteochondrale Frakturen wurden beobachtet. Zusätzliche Verletzungen des Lig. talocalcaneare laterale oder ausgedehntere Peronalsehnenscheidenrupturen sind damals nicht dokumentiert worden.

Die operative Technik der Bandnaht hat sich bis heute nicht geändert. Blutsperre ist nicht erforderlich. Mit der Naht in Lokalanaesthesie oder Peroneusblock haben wir keine Erfahrung. Der Schnitt erfolgt wegen der obligaten Beteiligung des vorderen Bandes mehr fast gerade über der Außenknöchelvorderkante, wobei im proximalen Wundwinkel der Verlauf des N. peroneus superficialis, im Sinus tarsi die Suralisäste beachtet werden müssen. Der Schnitt ist auch für rekonstruktive Maßnahmen brauchbar. Wesentlich erscheint uns die Lagerung des distalen Unterschenkels auf einer Tuchrolle, um spontane vordere Subluxationen zu vermeiden. Nach Ausspülen des Haemarthros erfolgt die Inspektion der Talusrolle und systematisch der 3 Bandzügel. Man muß sich dabei darüber im klaren sein, daß das Lig. fibulotalare anterius epicapsulär, das Lig. fibulocalcaneare in der Kapsel und im Boden der Peronealsehnenscheide liegt. Herr Ludolph aus Duisburg hat die möglichen Variationen sehr schön beschrieben. In etwa 40% besteht ein gemeinsamer fibularer Ursprung von vorderem und mittlerem Band.

Ziel der Naht ist nicht die Nahtstabilisierung, sondern die Adaptation der rupturierten Bandenden unter mäßiger Spannung und auch Verkürzung, wobei jedoch die Gelenkkinematik, insbesondere bei transossärer Reinsertion, nicht gestört werden darf. Benutzt wird 2   0 resorbierbares Material mit atraumatischer Nadel, wobei maximal 2 Nähte pro Band praktisch immer ausreichend sind. Komplizierte Nahtverstärkungstechniken haben wir praktisch nie angewandt, desgleichen auch primäre Augmentationen. Bei periostalem bzw. ossärem Abriß genügt die Reinsertion über V-förmig konvergierende Bohrkanäle. Die Naht des Lig. fibulotalare posterius, das wegen seines Spannungs-Dehnungsverhaltens u. E. am Außenknöchel eine wesentliche und bisher zu wenig beachtete Rolle spielt, erfolgt auch bei Stretchverletzung mit einem einzigen Faden in schräger Stichrichtung und unter maximaler Vorwärtssubluxation des Talus. Ausrißfragmente erfordern die Schrauben- oder Spickdrahtfixation.

Das Knoten der Fäden beginnt am hinteren Band in Rechtwinkel- und leichter Pronationsstellung des Gelenkes unter Vermeidung jeder vorderer Subluxation. Weitere Läsionen werden bereits vorher, insbesondere unter Beachtung der erheblichen stabilitätsvermittelnden Bedeutung der Peronealsehnenscheide versorgt. Als Alternative zur Hautnaht kommt wegen der Nekrosegefährdung der Haut, insbesondere im Sinus tarsi, der Hautverschluß durch Steristrips in Frage. Wir behandeln heute über 4 Wochen im Unterschenkelgips in Rechtwinkelstellung der Gelenke, wobei bei entsprechend langem Aufenthalt in der das Spannungs-Dehnungsverhalten aller 3 Außenbänder in der frühen postoperativen Phase die begrenzte Freigabe ermöglicht.

Die Behandlungsdauer betrug durchschnittlich 8 Wochen. 52% der Patienten waren über die stationäre Behandlung hinaus arbeitsunfähig. Nur 2 Patienten sind wegen ungenügender Beweglichkeit krankengymnastisch nachbehandelt worden. Alle aufgezeigten Komplikationen stammen aus der Frühphase der operativen Behandlung, ein Gelenkinfekt wurde nicht beobachtet. Alle Hautnekrosen sind folgenlos abgeheilt. Allerdings hatten wir über den Berichtszeitraum auch schwerste Gelenkempyeme bis hin zur Unterschenkelphlegmone nach Außenbandnaht zu behandeln.

Völlig beschwerdefrei waren bei Nachuntersuchung 69% der Patienten, etwa jeder 7. hatte stärkere Beschwerden, wozu wir auch die funktionelle Instabilität zählen. Bei gehaltenen Aufnahmen in 2 Ebenen unter standardisierten Bedingungen mit 9 kp entsprechend unserer Akutdiagnostik und Beurteilung im Seitenvergleich war in 5% eine Lockerung von mindestens 3 und maximal 4 mm in mindestens einer Ebene nachweisbar. Im a. p.-Bild entsprechen dabei 3 mm 6 bzw. 7° Taluskippung. 7 Patienten klagten über habituelle Fußdistorsionen. Wir fanden bei diesen 7 Patienten 4mal auch eine röntgenologische Instabilität, ein Gelenk war ohne klinisches Korrelat aufklappbar. Die Arthrosefrequenz liegt mit 3%, davon 2mal bei Instabilität und insgesamt niedrig. Güttner fand nach konservativer Behandlung, allerdings nach teilweiser extrem langer Ruhigstellung entsprechend den Böhlerschen Richtlinien, bereits nach 2–3 Jahren in 13% Arthrosen und dies nur bei instabilen Fällen. Bewegungseinschränkungen von mindestens 10° fanden sich 6mal und betrafen meist die Plantarflexion und auch Supination. In Anbetracht dieser Ergebnisse und der, allerdings ebenfalls retrospektiv ermittelten Resultate aus verschiedenen Serien nach konservativer Behandlung, erscheint uns die Bandnaht weiterhin gerechtfertigt, wobei die erhebliche biomechanische Bedeutung auch des Lig. fibulotalare anterius, entsprechend den Empfehlungen auf der Reisensburg, auch die Naht bei dessen isolierter Ruptur sinnvoll erscheinen läßt.

Auch aus heutiger Sicht gilt dies weiterhin. Die Indikation zur Operation ist an die Diagnose gebunden. Das woble sign, daneben die tastbare Defektbildung über dem Band und die manuelle vordere Subluxationsmöglichkeit sind die entscheidenden diagnostischen Kriterien. Anhänger der generellen frühfunktionellen Behandlung können konsequenterweise auf jede weiterführende Röntgendiagnostik verzichten. Wir halten zumindest die Schubladenaufnahme, die wir immer noch auf einem einfachen Lagerungsgerät durchführen, als Screening für unverzichtbar. Der klinischen Untersuchung kommt bei der Frage der Beteiligung des Lig. fibulocalcaneare entscheidende Bedeutung zu. Auch bei Nachuntersuchungen werden u. E. heute in der Regel viel zu hohe Streßbelastungen angewandt. Nach einer lesenswerten Arbeit von Wruhs übersteigt die Belastung von 15 kp zumindest am Lig. fibulotalare anterius dessen Zerreißfestigkeit auf dem viel benutzten Scheuba-Gerät bei weitem.

In der von Herrn Zwipp inaugurierten Studie wird prospektiv randomisiert nachgewiesen, – und dies nach Angaben von Herrn Zwipp auch nach 2 Jahren – daß zwischen operativer Behandlung mit anschließender Ruhigstellung durch Gips oder MHH-Knöchelschiene sowie bei gleichem Vorgehen ohne Operation in klinischen Kriterien keine Unterschiede bestehen, wobei als Seitenhieb zu fragen ist, ob die immer voluminöser gewordene Knöchelschiene gegenüber den heutigen Kunststoffverbänden wirklich einen so großen Vorteil bedeutet. Die radiologische Instabilitätsquote ist nach operativer Behandlung zahlenmäßig geringer, bei Mehrbandläsionen besteht dafür Signifikanz. Nach konservativer Behandlung sind zwischen 29 und 35% der Gelenke instabil.

Nach einer retrospektiven Untersuchung von K. Neumann mit einer Verlustquote von 43% sind nach reiner Aircast-Schienenbehandlung 88% der Patienten ganz beschwerdefrei, wobei auch nach den Eingangskriterien gefragt werden muß. 11% sind radiologisch gelockert, d. h. immerhin deutlich seltener als nach der Hannoverschen Studie, wobei von einer kaum über den Tape-Verband hinausgehenden Stabilisierungswirkung der semiflexiblen Aircast-Schiene auszugehen ist. V. d. Hoogenband kommt bei prospektivrandomisierter Untersuchung auch im Rahmen von Spätergebnissen allerdings ebenfalls im Hinblick auf die Coumans-Bandage, eine Art Tape-Verband, zu der Schlußfolgerung, daß die funktionelle Behandlung generell ausreichend ist. Er wird im weiteren sicherlich noch etwas zum streßradiologischen Verhalten seiner nachuntersuchten Gelenke sagen.

Anhänger der Bandnaht akzeptieren einerseits die angeblich längere Behandlungsdauer und höheren Kosten, wobei diese Fehler sicherlich zu verringern sind. Sie nehmen zur Kenntnis, daß die Knorpelschädigung zumindest radiologisch nicht niedriger liegt und sind erfreut, daß auch aus heutiger Sicht die funktionellen Ergebnisse bei Mehrbandverletzungen im Rahmen echter Spätergebnisse eindeutig überlegen sind, wie von Pichler und Kuderna aus dem sicherlich nicht operativ eingestellten Unfallkrankenhaus Wien-Meidling, ebenfalls nachgewiesen. Wenn auch nicht signifikant, so doch zumindest trendweise ist auch sonst eher radiologische Stabilität zu erzielen, entsprechend allen Ergebnissen der Grundlagenforschung und der Mitteilung von Ruth, der bei jeder Außenbandruptur eine Banddiastase von mindestens 5 mm fand. Sie war durch Gelenkmanipulationen in keinem Fall vollständig zu überbrücken. Daraus resultiert die entscheidende Frage nach der pathomechanischen Bedeutung einer radiologischen Restinstabilität für Gelenkknorpeldestruktion und Giving way-Phänomäne. Ist sie immer vorhanden, gibt es eine allgemeine Toleranzgrenze, spielen individuelle Faktoren eine Rolle?

Hier muß zunächst daran erinnert werden, daß Harrington bei 36 Patienten mit einer Instabilitätsdauer von 10 bis 60 Jahren arthroskopisch auch immer dann schwere degenerative Gelenkveränderungen fand, wenn im Röntgenbild ohne Belastung keine oder nur geringfügige Veränderungen auffällig waren. Zumindest am Sprunggelenkspräparat kommt es nach Durchtrennung nur des Lig. fibulotalare anterius zu der kaum mehr zunehmenden Verlagerung der momentanen Rotationszentren im Sinne der Kinematik, wie von Shoji, d'Ambrosia et al. nachgewiesen. Typische Schliffspuren nach Belastung im Bewegungssimulator hat Süköszd bereits bei isolierter vorderer Banddurchtrennung an der anterolateralen Taluskante seiner Präparate erzeugen können.

Auf individuelle Faktoren weist das Faktum hin, daß 5 bis 6% der Bevölkerung bilaterale Bandlockerungen aufweisen ohne notwendigerweise Supinationsdistorsionen und Arthrosen zu erleiden. Der Inborn weak ankle bedarf vermehrt der dynamischen Stabilisierung, wobei für die Laxität ein die Norm unterschreitender Spreizungswinkel zwischen vorderem und mittleren Band, der evtl. in Zukunft auch sonographisch erfaßt

werden kann, entscheidend ist. Andererseits ist auch bei geringen radiologischen Locke-
rungen, speziell beim Sportler durch Muskeltraining und Eigenreflexschulung, nicht
immer Funktionsstabilität zu erzielen. Bis auf weiteres kann u. E. die operative Behandlung bei jeder nachgewiesenen Außenbandruptur erwogen werden. Es bestehen eindeutige Kontraindikationen, die durch schwere vorbestehende Arthrosen, lokale Weichteil-
probleme und Polytraumatisation definiert sind. Eine eindeutige Indikation ist u. E. der
Hochleistungssportler. Dazwischen verbleibt ein weites Feld in dem der individuellen
Beurteilung und dem Patientenwunsch nach ehrlicher Aufklärung Priorität zukommt.

Außenbandverletzungen am Sprunggelenk –
Indikation, Technik und Ergebnisse der operativen Behandlung

K. Weise

Berufsgenossenschaftliche Unfallklinik (Ärztl. Direktor: Prof. Dr. S. Weller),
Rosenauer Weg 95, D-7400 Tübingen

Die zeitweilig breit gestellte Indikation zur operativen Behandlung fibularer Bandläsionen am oberen Sprunggelenk wird in den letzten Jahren mehr und mehr wieder eingeschränkt. Vielfach macht sich deswegen Ratlosigkeit breit, besteht doch bei Bandverletzungen anderer großer Gelenke ein spürbarer Trend hin zu möglichst anatomischer Rekonstruktion. Wie ist nun die Frage der Operationsnotwendigkeit gerade beim Sportler zu entscheiden, nachdem mittelschwere bis schwere laterale Bandläsionen im Gefolge frischer Verletzungen diagnostiziert wurden?

Mittels welcher Therapie sind volle Stabilität und uneingeschränkte Funktion zum frühest möglichen Zeitpunkt und dauerhaft zu erreichen? Welcher Art soll eine ebenso sichere wie den Patient wenig belästigende Nachbehandlung sein? Gibt es Hinweise auf eine Überlegenheit der operativen Versorgung fibularer Bandrupturen beim Sportler, der aufgrund der mechanischen Belastungen des Sprunggelenkes in seiner speziellen Disziplin auf eine stabile Bandführung angewiesen ist?

Eine definitive und bindende Aussage dieser kontrovers diskutierten Fragen ist nicht möglich. Nach unserem Verständnis liegt die Antwort im Hinblick auf die richtige Indikationsstellung, die Art der Therapie bzw. eine geeignete Nachbehandlung wie so häufig in der Mitte.

Gerade beim verletzten Sportler muß diesbezüglich individuell und unter Einbeziehung spezifischer Parameter entschieden werden, wobei zur richtigen Meinungsbildung eine Reihe von Erfahrungen aus den letzten Jahren einzubringen sind.

Indikation

Einigkeit besteht wohl zwischenzeitlich darin, daß die Indikation zur Operation maßgeblich von der Verletzungsschwere abhängig zu machen ist.

Isolierte Rupturen des Ligamentum talofibulare anterius bedürfen nur ausnahmsweise einer operativen Rekonstruktion. Bei Verdacht auf eine frische Doppelbandläsion, dokumentiert durch vergleichende Streßaufnahmen im ap.-Strahlengang mit einer Seitendifferenz von 10 Grad und mehr, halten wir die Bandnaht für die sicherste Gewähr zur Erlangung eines voll belastungsstabilen Sprunggelenkes. Auf eine Erörterung der Problematik gehaltener Aufnahmen und anderer präoperativer Untersuchungen wie Arthrografie, Arthroskopie, Sonografie usw. soll hier nicht näher eingegangen werden. Handelt es sich bei entsprechender Verletzungsschwere um einen jungen, gesunden Sportler, der erstmals eine schwerere Läsion bei bis dato subjektiver Vollstabilität erlitten hat und sprechen Unfallhergang sowie klinischer Befund ebenfalls für eine Doppelbandläsion, ist nach unserem Dafürhalten die Operation angezeigt. Neben der korrekten

Wiedervereinigung der Bandstümpfe sowie der Naht der Kapsel sind Revision und Spülung des Gelenkes mit Beseitigung des Hämarthros, die Inspektion der lateralen Taluskante im Hinblick auf osteochondrale Abscherfrakturen und die Prüfung der Stabilität an der tibiofibularen Syndesmose weitere Gründe, die für ein operatives Therapieverfahren sprechen.

Die nicht geringe Zahl von Außenbandplastiken in unserer Klinik (zwischen 50 und 60 Patienten pro Jahr), meist beruhend auf nicht adäquat behandelten schwereren Bandverletzungen, muß als weiteres Argument für eine primäre Bandnaht angesehen werden. Dieses Patientenkollektiv gründet sich überwiegend auf Sportler, die nach früheren Distorsionstraumen zu chronischem Umknicken neigen, was zum einen zu gelegentlich gravierenden Beschränkungen bei sportlicher Betätigung und verbreiteter Anwendung von Bandagen, Stützen und Orthesen, zum anderen aber auch aufgrund einer gestörten Gelenkmechanik zu vorzeitigem Knorpelverschleiß und damit zur Früharthrose führt. Zusammenfassend sehen wir die Indikation zur Operation immer dann für gegeben, wenn nach gründlicher und exakter Diagnostik eine Verletzung vorliegt, deren konservative Behandlung erfahrungsgemäß zu einem ungewissen und eine stabile Gelenkführung in Frage stellenden Langzeitresultat führt.

Operationstechnik

Die Auswahl des Anästhesieverfahrens trägt individuellen Belangen Rechnung, das Anlegen einer Blutsperre ist für die bessere intraoperative Übersicht empfehlenswert. Eine über die Fibulaspitze hinaus nach distal reichende, längsbogenförmig verlaufende Inzision hat sich uns als günstigster Zugang erwiesen, dessen Vorteile neben ausreichender Übersicht in der geringeren Zahl von Heilungsstörungen und Wundrandnekrosen liegen. Der Hautschnitt wird in Neutralposition des oberen Sprunggelenkes gelegt, da ansonsten eine zu starke Krümmung der distalen Incisionsabschnitte mit entsprechender Beeinträchtigung der örtlichen Durchblutung resultiert.

Meist sind Bänder und Kapsel derart zerrissen, daß das Gelenk bereits eröffnet und einer direkten Revision zugänglich ist. Nach dessen Spülung mit Ringerlösung wird der Knorpel am Talus inspiziert; bei Vorliegen einer flakefracture wird ein ausreichend großes osteochondrales Fragment fixiert (z. B. mit Fibrinkleber und/oder Stiften aus resorbierbarem Material bzw. autologer Corticalisanteile); zu kleine Dissekate müssen entfernt werden.

Die exakte Darstellung der Bandstümpfe macht keine Probleme, wenn man ihren anatomischen Verlauf vor Augen hat.

Während der sogenannte vordere Zügel nahezu in horizontaler Richtung zum Talus zieht, verschwindet das Ligamentum talofibulare posterius unter den Peronaeussehnen.

Der mittlere Zügel ist selten direkt am Fersenbein abgerissen, eher schon am Periost der Fibulaspitze.

Das Legen U-förmiger Nähte erfolgt in der Reihenfolge von dorsal nach ventral, wobei der korrekten Wiedervereinigung korrespondierender Bandanteile sowie dem Fassen ausreichender Portionen des Bandes exakte Beachtung geschenkt werden muß. Das Knoten der zunächst mit kleinen Klemmen armierten Nähte muß wiederum in Neutralposition des oberen Sprunggelenkes und leichter Pronation im USG vorgenommen werden; anschließend wird vorsichtig die Stabilität während der Supination geprüft.

Periostal abgescherte Bandanteile werden nach Legen von 2-mm-Bohrlöchern transossär refixiert, knöcherne Bandausrisse bedürfen einer kleinen Zuggurtung.

Narbige oder zu stark zerrissene Bänder sind durch alleinige Naht nicht ausreichend stabil zu versorgen; in diesen Fällen bietet sich eine primäre Bandplastik an. Nach sorgfältiger Blutstillung werden Kapsel und Haut über einer Drainage verschlossen, unmittelbar postoperativ wird ein Unterschenkelliegegips in korrekter Sprunggelenksposition angelegt.

Nachbehandlung

In diesem Punkt bestehen ausgesprochen differente Meinungen, was Art und Dauer der Ruhigstellung anbetrifft. Die früher einheitlich vorherrschende Ansicht, ein genähtes Band müsse aufgrund seiner durchblutungsbedingt verzögerten Heilungstendenz 6 Wochen im Gipsverband ruhiggestellt werden, ist einer sehr viel mehr funktionell ausgerichteten Strategie gewichen. Die Gegner einer Gipsruhigstellung halten diese spätestens nach Abschluß der Wundheilung für entbehrlich, wenn nicht sogar wegen sogenannter Immobilisationsschäden bzw. dauernder funktioneller Beeinträchtigung und Dystrophie für gefährlich. Aus diesen Vorstellungen heraus wurden eine Reihe alternativer Methoden zur Ruhigstellung während der Nachbehandlungsperiode entwickelt, als da sind Stabilschuh, Knöchelschiene und diverse Bandagen, was augenfällig den Trend weg von einer Gipsimmobilisierung demonstriert.

Andererseits wurde diese in den letzten Jahren stark modifiziert und verkürzt, so daß sich uns folgendes Standardverfahren in der Nachbehandlung als das günstigste erwiesen hat:

Der nach der Operation angelegte Unterschenkelliegegips wird am 2. postoperativen Tag mit einem Bewegungsfenster versehen, welches eine krankengymnastische Übungsbehandlung mit Dorsalextension und Plantarflexion erlaubt, während Pro- und Supination zuverlässig vermieden werden. Der Patient wird bis zum Abschluß der Wundheilung schrittweise mobilisiert und erhält nach Entfernung der Fäden einen Unterschenkelgehgips. Mit diesem wird bis zum Ende der 4. postoperativen Woche Vollbelastung erlaubt. Nach Gipsabnahme werden Einlagen eventuell mit leichter Außenranderhöhung und ein Unterschenkelkompressionsstrumpf verordnet. Unter dem Schutz von Tape-Verbänden kann in der Regel 8–10 Wochen postoperativ mit leichtem Lauftraining, 12 Wochen postoperativ mit dem Training auch von Sprungsportarten begonnen werden. Verletzungsintensive Disziplinen bezüglich lateraler Bandverletzungen am OSG bedürfen einer suffizienten Prävention unter Verwendung geeigneten hochschäftigen Schuhwerkes bzw. anderer Schutzmaßnahmen.

In geeigneten Fällen und bei zuverlässigen Patienten ist es durchaus möglich, anstatt der 2. Phase der Gipsruhigstellung den Stabilschuh oder eine entsprechende ausreichende fixierende Bandage oder Schiene zu verordnen.

Wir sind allerdings der Meinung, daß es sich dabei nicht um eine Routineversorgung, sondern um eine auf die individuellen Bedürfnisse des einzelnen Patienten zugeschnittene Nachbehandlung handelt.

Die 4-wöchige Gipsruhigstellung halten wir in der oben dargestellten Form für ein allen Belangen gerecht werdendes Routineverfahren.

Ergebnisse

Um mögliche Negativauswirkungen der operativen Therapie sowie einer mehrwöchigen Gipsruhigstellung gerade beim Sportler untersuchen zu können, wurde im Rahmen einer von Weinelt durchgeführten retrospektiven Studie aus unserer Klinik ein Kollektiv von 120 Patienten mit fibularer Bandruptur aus dem Jahre 1982 durchschnittlich 41 Monate postoperativ nach zuvor festgelegten Kriterien nachuntersucht. Besondere Beachtung wurde dabei dem Unfallhergang, dem verwendeten Sportschuhwerk und der ausgeübten Sportart geschenkt. Weiterhin wurde der Versuch unternommen, eine Korrelation zwischen klinisch erfaßbarer und radiologisch dokumentierter bzw. intraoperativ festgestellter Verletzungsschwere festzustellen.

Kernpunkt dieser Untersuchung ist die Beziehung zwischen präoperativer Differenz der Aufklappbarkeit verletzt/unverletzt und dem Vorliegen einer Doppelbandläsion, also letztlich die Überprüfung der Zuverlässigkeit apparativer Diagnostik im Hinblick auf die Operationsindikation. Zusätzliche Erhebungen beschäftigen sich mit dem Wiedereintritt der vollen Sportfähigkeit, der subjektiven Einschätzung der erzielten Stabilität und dem verwendeten Sportschuhwerk.

Die eigentliche Untersuchung beinhaltet die Beurteilung von Funktionszustand des OSG sowie den erreichten Stabilitätsgrad im Seitenvergleich kontralateraler Streßaufnahmen.

Im Jahre 1982 wurden in der Berufsgenossenschaftlichen Unfallklinik in Tübingen 189 Patienten mit fibularer Bandverletzung am OSG operativ versorgt; 120 davon hatten die Verletzung während sportlicher Betätigung erlitten. Das Durchschnittsalter der Patienten lag bei 23,6 Jahren, 16- bis 30jährige machten zusammen fast 80% des Gesamtkollektives aus. Mehr als 50% aller Verletzungen entstanden bei Fuß- und Volleyball, ca. 57% der Verletzten waren Leistungs- und Hochleistungssportler. Bei 78 Patienten wurde ein typisches „Umknicken" oder „Verkanten" als Unfallmechanismus angegeben, in 26 Fällen ein „ungeschicktes Aufkommen" nach Sprung bei Basket- bzw. Volleyball. 16 Verletzte schuldigten eine unfaire Attacke des Gegenspielers an; nur in wenigen Fällen wurde hochschäftiges Schuhwerk verwendet.

Die Beurteilung der Streßaufnahmen im ap.-Strahlengang ergibt, daß ca. 83% der Patienten eine Seitendifferenz zwischen 6 und 20 Grad aufwiesen, über 10° lag das ΔA in ca. 70% der Fälle. Lediglich bei 7 Patienten mit einer mittleren Aufklappbarkeit von 11 Grad fand sich während der operativen Revision eine eher konservativ zu behandelnde Solitärverletzung des Ligamentum talofibulare anterius, allerdings häufiger verbunden mit einer Überdehnung des mittleren Zügels. 93 Patienten mit einer mittleren Aufklappbarkeit von 12,5 Grad bei einer Streubreite zwischen 2 und 48 Grad im Seitenvergleich hatten eine Doppelbandläsion, 18 Patienten wiesen bei mittlerer Aufklappbarkeit von 16 Grad eine Ruptur aller 3 Zügel auf.

80 dieser 120 Patienten konnten im Mittel $3^1/_2$ Jahre nach Operation klinisch und röntgenologisch nachuntersucht werden. Mehr als 90% bewerteten den Operationserfolg subjektiv mit „gut", 6,6% mit „befriedigend", 2 Patienten waren unzufrieden.

In 7 Fällen wurde ein Instabilitätsgefühl angegeben, was jeweils mit klinischer und radiologischer Bandlockerung korreliert, wobei allerdings 6 Patienten eine neuerliche Verletzung aufwiesen. Nur bei einem Patienten hatte die Operation nachweislich keine ausreichende Stabilität erbracht.

Funktionell zeigte sich eine Einschränkung der Dorsalextension im Seitenvergleich von bis zu 5 Grad bei 7 Sportlern, der Plantarflexion über 5 Grad in 8 Fällen. 5 dieser 8 Patienten hatten bereits vor der operativen Behandlung radiologisch nachweisbare arthrotische Veränderungen unterschiedlichen Schweregrades.

Die radiologische Nachkontrolle bezüglich der erreichten absoluten Stabilität ergab aufgrund der gehaltenen Aufnahmen, daß Aufklappbarkeiten zwischen 1 und 3 Grad bei 38,1%, zwischen 4 und 6 Grad bei 43,6% und zwischen 7 und 15 Grad bei 18,3% der operierten Sprunggelenke gemessen werden konnten. Klammert man die Patienten mit offensichtlich anlagebedingter Bandlockerung auch auf der gesunden Seite und solche mit erneutem Supinationstrauma aus, so verbleibt lediglich 1 Patient mit unzureichendem Operationsergebnis bei einer Aufklappbarkeit von mehr als 6 Grad im Seitenvergleich.

Was das Wiedererreichen voller Sportfähigkeit anbelangt, so war diese bei über 50% der Patienten bereits nach 3 Monaten gegeben, in 67,5% der Fälle nach 20 Wochen und nur 9 Sportlern war volle sportliche Betätigung innerhalb eines halben Jahres nach Operation nicht möglich.

75 von 80 nach durchschnittlich 41 Monaten nachuntersuchten Patienten bezeichneten sich selbst als voll sportfähig, 2 Patienten erlangen eingeschränkte, 3 gar keine Sportfähigkeit. Letzteres wurde mit Belastungsschmerzen begründet; Stabilität war bei diesen Patienten jeweils in vollem Umfang gegeben.

Diskussion

Die operative Rekonstruktion der frischen fibularen Bandverletzung beim Sportler gehört nach unserem Verständnis und basierend auf unseren Behandlungsergebnissen keineswegs der Vergangenheit an. Ab einem bestimmten Schweregrad der Bandverletzung, dokumentiert durch zuverlässige und korrekt durchgeführte Diagnostik mit Verdacht auf Doppelbandläsion, ist die Operation als zuverlässige Gewähr für das Erreichen einer stabilen Bandführung anzusehen. Die bei Sportlern erhobenen Langzeitergebnisse nach Bandnaht mit Stabilitätsprüfung und in Bezug auf die Wiedererlangung voller Sportfähigkeit beweisen, daß funktionelle Einbußen oder Immobilisationsschäden nach Gipsruhigstellung nicht zu erwarten sind. Die von den Befürwortern eines konservativen Managements angegebenen Vorteile früherer Sport- und Arbeitsfähigkeit sind deswegen für uns nicht relevant, weil bei diesen Untersuchungen Einfach- und Doppelbandläsion in einen Topf geworfen und Langzeitergebnisse hinsichtlich der Bandstabilität abhängig vom Verletzungsgrad bisher nicht angegeben werden. Zudem handelt es sich bei den Patienten unseres Kollektivs mehrheitlich um Schüler und Studenten, so daß das Kriterium „Wiedereintritt der Arbeitsfähigkeit" schlichtweg entfällt.

Unseres Erachtens muß bezüglich der Operationsindikation fibularer Bandverletzungen beim Sportler individuell, bei schwerer Verletzung des Kapsel-Band-Apparates an diesem großen und stark belasteten Gelenk im Interesse zuverlässige Stabilität zugunsten operativer Rekonstruktion entschieden werden.

Große Bedeutung kommt aber auch einer sportartbezogenen Prävention durch Entwicklung geeigneten Schuhwerkes und der Erziehung zu Fairneß zu.

Das Hin und Her zwischen konservativer und operativer Therapie bzw. funktioneller oder immobilisierender Nachbehandlung sollte nicht zum Glaubenskrieg ausarten, sondern auf Person und Verletzungsschwere abgestimmt und als breite Palette möglicher Therapieverfahren angesehen werden.

2-Jahresergebnisse zur primär funktionellen Behandlung der fibularen Bandruptur am OSG

H. Zwipp, R. Hoffmann, H. Thermann und H. Tscherne

Unfallchirurgische Klinik, Medizinische Hochschule Hannover,
Konstanty-Gutschow-Str. 8, D-3000 Hannover 61

Einleitung

Kaum ein anderes therapeutisches Vorgehen ist derzeit so umstritten wie die Behandlung der fibularen Bandruptur am oberen Sprunggelenk. Diese in Westeuropa häufigste Verletzung im Freizeit-, Schul- und Breitensport betrifft vorwiegend 15- bis 25jährige Menschen im frühen Leistungsalter [23].

Mehrere prospektive oder prospektiv-randomisierte Studien der letzten Jahre zur operativ versus konservativ-immobilisierenden bzw. primär funktionellen Behandlung [1, 3, 5, 6, 8, 9, 10, 12, 14, 15, 16, 20] haben bisher keine eindeutige Trendwende zur konservativen Behandlung der fibularen Bandruptur am OSG herbeiführen können [9].

Nur v. d. Ent [2] widerspricht aufgrund experimentellen Untersuchungen und einer klinischen Random-Studie anderen experimentellen Untersuchungen [4, 7, 19] und den o. g. Autoren, da nach seinen Ergebnissen die operative Behandlung der konservativen signifikant besser sei.

Material und Methode

Ziel der prospektiv randomisierten Studie ist die Evaluation der klinisch-radiologischen Ergebnisse anhand einer erweiterten 100 Punkte-Checkliste einschließlich sportphysiologischer Kraftmessungen nach 3 und 12 Monaten, sowie nach 24 Monaten und 60 Monaten an 4 verschiedenen Behandlungsgruppen mit je 50 Patienten (s. Abb. 1).

Gruppe	Vorgehen	n	sehr gut /gut
A	✂ + 👢	52	93 %
B	✂ + 👢	50	97 %
C	👢	48	91 %
D	👢	50	95 %

Abb. 1.
Behandlungsgruppen und gemitteltes Gesamtergebnis nach 3-Monats- (92,5%), 12-Monats- (84,0%) und 24-Monats- (79,5%)-Kontrollen anhand eines erweiterten 100-Punkte-Schemas

Hefte zur Unfallheilkunde, Heft 204
L. Gotzen/F. Baumgaertel (Hrsg.)
© Springer-Verlag Berlin Heidelberg 1989

Gruppe A

Dieses Kollektiv wurde innerhalb 48 h primär operativ nach zuvor beschriebenen Prinzipien [18] versorgt, nach Wundheilung in einem Unterschenkelgehgipsverband in Neutral-0-Stellung für insgesamt 5 Wochen post operationem ruhiggestellt.

Gruppe B

Diese Gruppe wurde ebenfalls innerhalb 48 h primär operativ versorgt und nach Wundheilung (ca. 8.–10. Tag postoperativ) mit der MHH-Knöchelschiene [20] für 5 Wochen post operationem funktionell nachbehandelt.

Gruppe C

Dieses Kollektiv wurde initial mit einem Unterschenkelspaltgipsverband immobilisiert und anschließend nach Abschwellung des perimalleolären Hämatoms (3.–5. Tag nach Trauma) in einem Unterschenkelgehgipsverband mit betonter Pronations-Eversionsstellung nach Schatzker [13] für 5 Wochen nach Trauma ruhiggestellt.

Gruppe D

Diese Gruppe erhielt nach initialer Ruhigstellung im Unterschenkelspaltgipsverband nach ca. 3–5 Tagen die MHH-Knöchelschiene zur primär-funktionellen Behandlung für insgesamt 5 Wochen.

Die *Nachbehandlung* erfolgte in allen 4 Gruppen in gleicher Weise. Jeder Patient erhielt eine spezielle krankengymnastische Nachbehandlung im Sinne des gezielten Pronatorentrainings und der Eigenreflexaufschulung (je 6).

Die *Randomisierung* erfolgte durch zufällige Zuordnung der 4 verschiedenen Therapiegruppen durch fortlaufende Kennzeichnung der Dokumentationsbögen[1] (A–D).

Patienten, die eine Randomisierung ablehnten, wurden in einer Sondergruppe E erfaßt, wobei nur deren Befunde (Streß-Tenographie, OP-Situs etc.) mit ausgewertet wurden.

Zum *Studienausschluß* kamen alle Patienten, die anamnestisch ein vorausgegangenes Supinationstrauma angaben, die intraoperativ Veränderungen der Ligamente im Sinne einer Second-Stage-Ruptur aufzeigten oder Fälle mit zusätzlicher Knorpelläsion.

Der *Studienablauf* wurde so konzipiert, daß der *Erstuntersucher* sich klinisch auf die Diagnose: „Frische fibulare Bandruptur" festlegen mußte, einschließlich Instabilitätsgraduierung 1+ bis 3+ für Taluskippung und Talusvorschub.

Als *Zweit-Untersucher* sollte sich der Radiologe anhand der durchgeführten Streß-Tenographie [20], die innerhalb der ersten 24 bis 48 h angefertigt wurde, festlegen, ob eine Einzel-, Doppel- oder Dreiband-Läsion vorlag.

Als *Dritt-Untersucher* mußte der Operateur in den operativen Gruppen das Verletzungsmuster sorgfältig dokumentieren.

Die Erfassung sämtlicher Daten erfolgte anonym mit verschlüsselter Patientenziffer und Eingabe in einen Personal-Computer.

Die Nachuntersuchung der Patienten 3, 12 und 24 Monate nach Erstbehandlung erfolgte durch drei unabhängige Untersucher, die die Vorbefunde im Einzelfall nicht kannten. Die Auswertung der Befunde erfolgte anhand 3 radiologischer, 20 klinischer

---

[1] Beim Verfasser erhältlich

und 3 sportphysiologischer Kriterien (Kraft, Koordination und Proprioception) unter Verwendung eines erweiterten 100-Punkte-Schemas [20].

Während der Studiendauer (17. 4. 85 bis 31. 7. 86) wurden insgesamt 227 Patienten mit fibularer Bandruptur entsprechend den Studienbedingungen behandelt, davon 200 randomisiert, 27 nach selbstgewählter Therapie entsprechend A–D (Gruppe E).

Das Durchschnittsalter der Studien-Patienten betrug z. Zt. des Unfalles 24,7 Jahre, die Geschlechtsverteilung Männer:Frauen (2:1). Die fibulare Bandruptur ereignete sich in 54,5% der Fälle beim Sport, wobei Fußball mit 27%, Volleyball mit 19% und Tennis mit 11% die drei häufigsten unfallverursachenden Sportarten darstellten. In allen 4 Gruppen ähnlich verteilt betrieben 12,9% der Patienten nur gelegentlich Sport, 75,2% regelmäßig, 11,9% sogar Hochleistungssport.

Zwischenzeitlich konnten 185 randomisierte Patienten (92,5%) nach 3 Monaten, 168 (84,0%) nach 12 Monaten und 159 (79,5%) nach 24 Monaten kontrolliert werden, die 60-Monats-Ergebnisse stehen noch aus.

Die Ergebnisse wurden auf statistische Signifikanz der Unterschiede (p < 0,05) wie früher beschrieben [20] überprüft.

Ergebnisse (3, 12, 24 Monate)

Im Gesamtergebnis anhand eines 100-Punkte-Schemas einschließlich sportphysiologischer Prüfung konnten in den 4 verschiedenen Behandlungsgruppen keine statistisch signifikanten Unterschiede im 3-, 12- und 24 Monats-Gesamtergebnis gesehen werden (Abb. 1). Auch die 2-Jahres-Ergebnisse zeigten bei einer Kontrollrate von 79,5% sehr gute und gute Resultate in 91–97% der Fälle, nur 6% aller Patienten waren nicht uneingeschränkt sportlich aktiv.

Hinsichtlich der radiologischen Prüfung mit gehaltenen Aufnahmen des oberen Sprunggelenkes in 2 Ebenen zeigte sich in den operativen Gruppen A und B im Dreimonatsergebnis ein geringfügig höherer Prozentsatz absolut stabiler (bis 5° Taluskippung und bis 5 mm Talusvorschub) Sprunggelenke in 89 bzw. 88 Fällen von 100, während in den konservativen Gruppen C und D bei der Dreimonatskontrolle nur 78 bzw. 74 von Hundert diesen hohen Stabilitätsnachweis zeigten (Abb. 2). Bei der radiologischen Stabilitätskontrolle nach 12 und 24 Monaten fanden sich in allen 4 Behandlungsgruppen vergleichbare Werte.

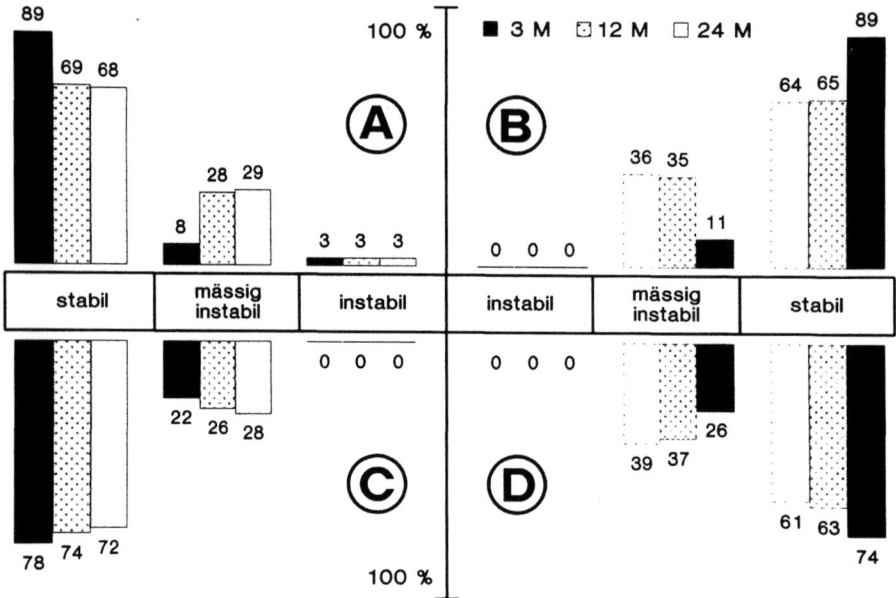

Abb. 2. Radiologische Stabilitätsprüfung (<5° Taluskippung und mm Talusvorschub, mäßig stabil (6–9 mm) Taluskippung oder 6–9 mm Talausvorschub), instabil (>10° Taluskippung und >10 mm Talusvorschub)

Diskussion

Die bisher gewonnenen Resultate der vorliegenden prospektiv-randomisierten Studie lassen im Gesamt-Ergebnis auch nach 2 Jahren keinen statistisch signifikanten Unterschied erkennen und stimmen mit experimentellen Erkenntnissen [4, 6, 7, 19] und klinischen Ergebnissen anderer Autoren [2, 3, 5, 6, 8, 9, 10, 11, 12, 16] überein. Lediglich die experimentellen und klinischen Untersuchungen von v. d. Ent [2] stehen dazu im Widerspruch. Für die experimentelle Studie dieses Autors gilt jedoch anzumerken, daß die Untersuchung zur Reißfestigkeit am Knieinnenband des Kaninchens hinsichtlich der biomechanischen Reißfestigkeit mit einer uniaxialen Reißmethode, fraglicher Standardisierung und ohne Signifikanzanalyse durchgeführt wurde. Bei der klinischen Untersuchung wurden von v. d. Ent 345 Patienten nach Operation und anschließender 2wöchiger Gipsbehandlung mit 40 Patienten nach 3wöchiger Immobilisation im Gipsverband verglichen, wobei kein eindeutiger Hinweis dafür angegeben wurde, daß die konservativ immobilisierte Gruppe einen Gipsverband in Pronation-Eversion-Stellung erhielt. Schwierig in der Beurteilung erscheint ebenfalls der Hinweis, daß in beiden Gruppen in 29 bis 37% der Fälle vor Beginn der Studie Umknicktraumen von der Patientin angegeben wurden, so daß möglicherweise nicht in allen Fällen Erstrupturen in die randomisierte Studie aufgenommen wurden. Eine Vergleichskontrolle der beiden Gruppen wurde nur nach 6 Monaten angegeben.

Wenngleich im eigenen Krankengut ca. 3/4 aller Fälle in allen Gruppen absolut stabile (5° Taluskippung/5 mm Talusvorschub) Verhältnisse zeigen, bleiben dennoch die noch ausstehenden 5-Jahres-Spätergebnisse kritisch zu werten, da nach einer neuerlichen Mitteilung von Wetz et al. [16] eine deutliche mechanische Lockerungsrate im 4-Jahres-Spätergebnis nach primär funktioneller Behandlung mit der Aircast-Schiene gesehen werden konnte. Bei einem relativ kleinen Kontrollkollektiv von 18 Patienten wurde bei immerhin 10 Patienten eine Taluskippung zwischen 8° und 14° sowie ein Talusvorschub von 6–10 mm gesehen. Bei einem Patienten wurde sogar eine Taluskippung von 18° und ein Talusvorschub von über 10 mm beobachtet, wenngleich alle Patienten weitestgehend subjektive Beschwerdefreiheit angaben.

Andere Autoren [8, 10, 14, 15] konnten bisher nicht über ähnliche Beobachtungen bei Verwendung der Aircast-Schiene als Orthese zur primär-funktionellen Behandlung berichten.

Über 5-Jahres-Spätergebnisse bei primär funktioneller Behandlung der fibularen Bandruptur mit der Coumans-Bandage konnten bisher nur v. d. Hoogenband und Moppes [6] berichten, die auch im Spätergebnis gegenüber früheren Untersuchungen [5] keine statistisch signifikanten Unterschiede im Behandlungsergebnis zwischen primär-operativ und primär-funktionell erkennen konnten.

Wenngleich in der eigenen Studie in der Gruppe C mit dem primär konservativ-immobilisierenden Unterschenkelgipsverband in betonter Pronations-Eversions-Stellung keine schlechteren Resultate als in den operativ behandelten Gruppen und der primär funktionellen Behandlungsgruppe beobachtet werden konnten, so ist jedoch aufgrund der verkürzten Arbeitsunfähigkeitsperiode (3 Wochen) die primär funktionelle Knöchelschienenbehandlung als Therapie der Wahl anzusehen, da sie bei minimalem Risiko für den Patienten und maximalen gesundheits- und volkswirtschaftlichen Kostenersparnissen ein gleich gutes Resultat wie die anderen Methoden aufweist.

Zusammenfassung

Die 1- und 2-Jahres-Ergebnisse einer prospektiv-randomisierten Studie zur operativen versus konservativen Behandlung des Knöchelbänderrisses lassen die rein funktionelle Therapie mit Orthese als das patientengerechte und kostengünstigste Verfahren der Wahl erkennen. Eine Operation erscheint derzeit nur bei der Luxatio pedis cum talo, bei zusätzlicher osteochondraler Taluskantenfraktur, bei second stage-Verletzung oder Reruptur angezeigt.

Literatur

1. Brooks SC et al. (1981) Treatment of the partial tears of the lateral ligament of the ankle: a prospective trial. Br Med J: 606
2. Ent v. d. FWC (1984) Lateral Ankle Ligament Injury. An experimental and dinical study. Proefsschrift, Universiteit Rotterdam. Drukkery Elinkerijk B. V., Utrecht
3. Evans GA, Hardcastle P, Frenyo AD (1984) Acute rupture of the lateral ligament of the ankle, to suture or not to suture? J Bone Joint Surg [Br] 66: 209–212
4. Gamble JG, Edwards CHC, Max SR (1984) Enzymatic adaptation in ligaments during immobilization. Am J Sports Med 12, 3: 221
5. Hoogenband CR vd. Moppes FI v, Stapert JWIL, Coumans PF, Greep JM (1982) Konservative Behandlung der fibular-talaren und fibulor-calcanearen Bandverletzung mit Coumans-Bandage, eine prospektive Vergleichsstudie. Abstraktband zur 130. Tagung der Vereinigung Nordwestdeutscher Chirurgen, 2.–4. Dezember 1982, Hamburg

6. Hoogenband CR vd, Moppes van FI (1987) Die Behandlung der lateralen Ligamentrupturen des oberen Sprunggelenkes mit der Coumans-Bandage und direkte Mobilisation (eine prospektive Vergleichsstudie). In: Hefte Unfallheilkd, 189, Teil 2. Springer, Berlin Heidelberg New York, Toyko, S. 1030

7. Inoue M, Gomez MA, Hollis JM, Roux RD, Lee EB, Burleson EM, Woo SL-Y (1986) Medial Collateral Ligament Healing: Repair Vs. Non-Repair. Transactions of the 32nd Annual ORS, New Orleans Lousiana, Vol 11: 78

8. Jakob RP, Raemy H, Steffen R, Wetz B (1986) Zur funktionellen Behandlung des frischen Außenbänderrisses mit der Aircast-Schiene. Orthopde 15: 434–440

9. Klein J, Schreckenberger C, Röddecker K, Tiling TH (1988) Operative und konservative Behandlung der frischen Außenbandruptur am oberen Sprunggelenk. Randomisierte klinische Studie. Unfallchirurg 91: 154

10. Neumann K (1987) Ist die konservativ-funktionelle Behandlung frischer Außenbandrupturen am OSG gerechtfertigt? In: Hefte Unfallheilkd, 189, Teil 2. Springer, Berlin Heidelberg New York Tokyo, S. 1018

11. Niedermann B, Anderson A, Byrde-Anderson S, Funder V, Jörgensen JB, Lindholmer E, Fuust M (1981) Rupture of the lateral ligaments of the ankle: Operation or plastercast. Acta Ortho Scand 52: 579

12. Sommer HM, Arza D, Ahrendt J (1987) Behandlungsergebnisse von operativ und konservativ versorgten fibularen Kapselbandrupturen. In: Hefte Unfallheilkd, 189, Teil 1. Springer, Berlin Heidelberg New York, Tokyo, S. 1012

13. Schatzker J (1984) Persönliche Mitteilung

14. Stover CN (1980) Air stirrup management of ankle injuries in the athlete. Am J Sports Med 8: 360

15. Stover CN (1986) Functional Sprain Management of the Ankle, Ambulatory Care 6–11: 25

16. Wetz B, Steffen R, Raemy H, Jakob RP (1987) Spätergebnisse nach konservativer Therapie fibulotalarer Bandläsionen mit der Aircast-Schiene. Schweiz Z Sportmed 3: 115

17. Zwipp H, Oestern HJ (1981) Ergebnisse einer muskelaktivierten M. peroneus brevis-Plastik. Aktuel Traumatol 11: 185

18. Zwipp H, Tscherne H, Blauth M (1985) Zur konservativen Behandlung der fibularen Bandruptur des oberen Sprunggelenkes. Unfallchirurg 88: 159–167

19. Zwipp H (1984) Die antero-laterale Rotationsinstabilität des oberen Sprunggelenkes – Eine klinische und tierexperimentelle Untersuchung. Habilitationsschrift, Medizinische Hochschule Hannover

20. Zwipp H, Tscherne H, Hoffmann R, Wippermann B (1986) Therapie der frischen fibularen Bandruptur. Orthopäde 15: 446–453

Befunde und Vorgehen bei der sog. second-stage-Ruptur

H. Zwipp[1], E. Scola[1], H. Bartels[2] und Ch. Weist[1]

[1] Unfallchirurgische Klinik der Medizinischen Hochschule Hannover
(Direktor: Prof. Dr. med. H. Tscherne, D-3000 Hannover 61
[2] Abt. für Elektronenmikroskopie und Zellbiologie (Leiter Prof. Dr. E., Reale)
im Zentrum Anatomie der Medizinischen Hochschule Hannover, D-3000 Hannover 61

Definitionen

Zwischen den Diagnosen „frische fibulare Bandruptur" und „chronische Instabilität des OSG" gibt es – auch zeitlich gesehen – ein Verletzungsmuster, das in der vorliegenden Arbeit als „second-stage-Ruptur" bezeichnet wird.

Die Begriffe „two-stage-rupture" wurden in der Literatur erstmals 1977 von Heim und Famos [4] sowie „mehrzeitiger Bänderriß" [3] expressis verbis gebraucht und beschreiben den frischen Riß in einer alten Narbe.

In der eigenen Nomenklatur zur Beschreibung der biomechanischen Qualität eines Bandes am oberen Sprunggelenk [6] wurde der Begriff der *second-stage-ruptur* so definiert, daß es sich um eine frische Zweit- oder Drittzerreißung einer alten Bandnarbe nach vorausgegangener unterlassener oder insuffizienter konservativer Behandlung einer primär frischen fibularen Bandruptur handelt.

Dabei kann der auslösende Unfallmechanismus einem adäquaten oder auch inadäquaten Trauma entsprechen.

Der Begriff „adäquates Trauma" ist wiederum so definiert, daß beispielsweise ein Supinationstrauma beim Sport oder beim Treten in eine Erdkuhle von der Krafteinwirkung ausreichen muß, um auch ein gesundes Band zu zerreißen.

Der Begriff „*Reruptur*" wird in der vorliegenden Arbeit definitionsgemäß nur dann gebraucht, wenn eine frische Ruptur eines zuvor genähten Bandes vorliegt. Es handelt sich hierbei zwar auch um einen frischen Riß in einer alten Narbe, die jedoch erfahrungsgemäß als stabil anzusehen ist und zur erneuten Ruptur (Reruptur) ein adäquates Trauma erfordert.

Klinischer Befund

Klinisch imponiert die *second-stage-Ruptur* am oberen Sprunggelenk in den meisten Fällen wie eine Erstruptur: Perimalleoläres Hämatom, lokaler Druckschmerz über den rupturierten Bandzügeln mit klinisch positiven Instabilitäts-Tests. Nur die Anamnese des Patienten, der spontan oder auf gezielte Befragung hin einen ähnlichen vorausgegangenen Unfallhergang oder eine vergleichbare Symptomatik beschreibt, lassen an eine second-stage-Ruptur denken.

Hefte zur Unfallheilkunde, Heft 204
L. Gotzen/F. Baumgaertel (Hrsg.)
© Springer-Verlag Berlin Heidelberg 1989

Radiologische Kriterien

Gelegentlich kann bei der second-stage-Ruptur ein pseudarthrotisch fehlverheilter alter Bänderriß oder eine veraltete osteochondrale Verletzung am Talus gesehen werden, der bei jetzt akuter Symptomaik einer second-stage Verletzung zuzuordnen ist.

Intraoperative Beobachtungen

Bei der Analyse des eigenen Operationskollektiv seit 1978 fiel auf, daß ein kleiner Teil der Patienten, die unter der Diagnose „frische fibulare Bandruptur" verschlüsselt waren, nach dem Operationsbericht jedoch Zeichen einer älteren Narbe im Rupturbereich makroskopisch aufwiesen. Nach eigener Einführung des Begriffes „second stage Ruptur" im Jahre 1983 zeigte z. B. die Analyse des OP-Kollektives von 1984 die Relationen: Frische ALRI (n = 216), Reruptur (n = 5), second-stage Ruptur (n = 22), chronische ALRI (n = 38), d. h. auf 10 frische Außenbandrupturen kommt in der Regel eine second-stage Ruptur. Typisch für diese Verletzung ist, daß intraoperativ in ca. $^2/_3$ der Fälle eine frische Ruptur in einer alten Narbe des Ligamentum fibulotalare anterius gefunden wird und eine absolut frische Zerreißung gleichzeitig im Ligamentum fibulocalcaneare oder umgekehrt eine frische Ruptur des Ligamentum fibulotalare anterius und eine chronische Elongation des Ligamentum fibulocalcaneare.

Histologische Befunde

Von Patienten des eigenen Krankengutes wurden insgesamt 20 Gewebsproben des Ligamentum fibulotalare anterius aus dem makroskopischen Rupturbereich entnommen. 10 nach frischer Ruptur (8 h bis 8 Tage nach dem Trauma), 5 bei second-stage Ruptur (2 bis 24 Monate nach Erstruptur) und 5 bei chronischer Instabilität. Für die lichtmikroskopische Untersuchung wurden die Präparate nach initialer Fixation in 10%iger Formalinlösung in Paraffin gebettet und mit 4 μm-Schnitten lichtmikroskopisch mittels 3 verschiedener Färbungen (H. E., von Gieson, Goldner) systematisch durchgemustert. Für die transmissionselektronenmikroskopische Untersuchung wurden zusätzlich 10 Gewebsproben (5 bei frischer, 3 bei second-stage-Ruptur und 2 bei chronischer Instabilität) nach sofortiger Fixation in 5%iger Glutaraldehydlösung in üblicher Technik untersucht.

Es interessierten dabei 3 Fragen:

a) Gibt es licht- oder elektronenmikroskopisch nachweisbare rupturbegünstigende Alterationen?
b) Ist lichtmikroskopisch eine second-stage-Ruptur von einer frischen Bandruptur sicher unterscheidbar?
c) Welche pathomorphologischen Veränderungen sind bei frischer oder chronischer Instabilität licht- und elektronenmikroskopisch charakteristisch?

Bei der lichtmikroskopischen Aufarbeitung der Präparate zeigten sich in Abhängigkeit von der Zeit des vorausgegangenen Traumas Zeichen und Zellen der normalen Gewebsheilung mit Hämorrhagie und fibrinöser Exudation (8–48 h), Zeichen der Inflammation mit Granulozytenemigration nach 48 h und mononukleäre Zellen mit zunehmender Fibroblasten- und Gefäßproliferation nach 120 h. Primär degenerative, rupturbegünstigte Alterationen konnten weder licht- noch elektronenmikroskopisch bei frischer Bandzerreißung gesehen werden. Bei der second-stage Ruptur des Bandes und korrekter makroskopischer Probeexcision aus dem Rupturbereich konnten lichtmikroskopisch neben Veränderungen der frischen Gewebsheilung die diskontinuierliche Rupturlinie vorzugsweise im nachweisbaren Narbengewebe dargestellt werden. Während bei frischer Bandruptur Narbengewebe nicht nachweisbar ist, brechen dagegen die geordneten Kollagenfasern diskontinuierlich ab (Abb. 1 a). Bei der second-stage-Ruptur findet sich neben normalen, typisch gewellten Kollagenfasern inselförmiges Narbengewebe mit Zell- und Gefäßreichtum (Abb. 1 b).

Bei der chronischen Instabilität des Bandes zeigt sich lichtmikroskopisch neben normalen parallelen Kollagenfasern reichlich zellarmes, gefäßreiches Narbengewebe (Abb. 1 c). Elektronenmikroskopisch ist bei frischer Ruptur die celluläre Aktivität der Fibroblasten gesteigert. Das weite endoplasmatische Retikulum ist gefüllt mit Proteinen der Grundsubstanz (Abb. 2 a). Bei chronischer Instabilität ist die „ruhende, kontraktive Zelle" reich an Mikrofilamenten, arm an Zellorganellen, ähnlich wie bei der second-stage-Ruptur (Abb. 2 b).

ABR II-Studie

Nach Vorliegen der sehr guten und guten 1-Jahresfrühergebnisse der eigenen prospektiv-randomisierten Studie zur primär operativen versus primär konservativen Behandlung in beiden Gruppen [8] stellte sich die Frage, inwieweit auch für second-stage Verletzungen und Rerupturen eine primär funktionelle Behandlung zu guten Ergebnissen führen kann. Es wurde daher 12/1986 mit einer prospektiv-randomisierten Studie (ABR II) begonnen, die an jeweils 25 Probanden jeder Gruppe zeigen sollte, ob eine primär funktionelle Behandlung mit der MHH-Knöchelschiene die gleichen Ergebnisse erwarten läßt wie bei primär operativer Therapie, sowohl bei Rerupturen als auch bei second-stage Verletzungen. In diese Studie wurden bis heute (8/88) bisher insgesamt 57 Patienten aufgenommen, wobei derzeit nur so viel gesagt werden kann, daß die Gruppe mit primär funktioneller Behandlung bei second-stage Ruptur nach Vorliegen der ersten 3 Monatsergebnisse in 9 Fällen abgebrochen wurde, weil bei 3 von 9 Fällen eine radiologische Instabilität von 3+ ($<$ = 10° Taluskippung und $<$ = 10 mm Talusvorschub) verblieb. Wenngleich diese Patienten völlig beschwerdefrei waren, wurde die Randomisierung dieser Gruppe abgebrochen, da sie ethisch nicht vertretbar erschien. Die Patienten mit einer second-stage-Ruptur werden in der eigenen Klinik seit 3/88 grundsätzlich, sofern der Patient zustimmt und keine Kontraindikationen vorliegen, operativ behandelt.

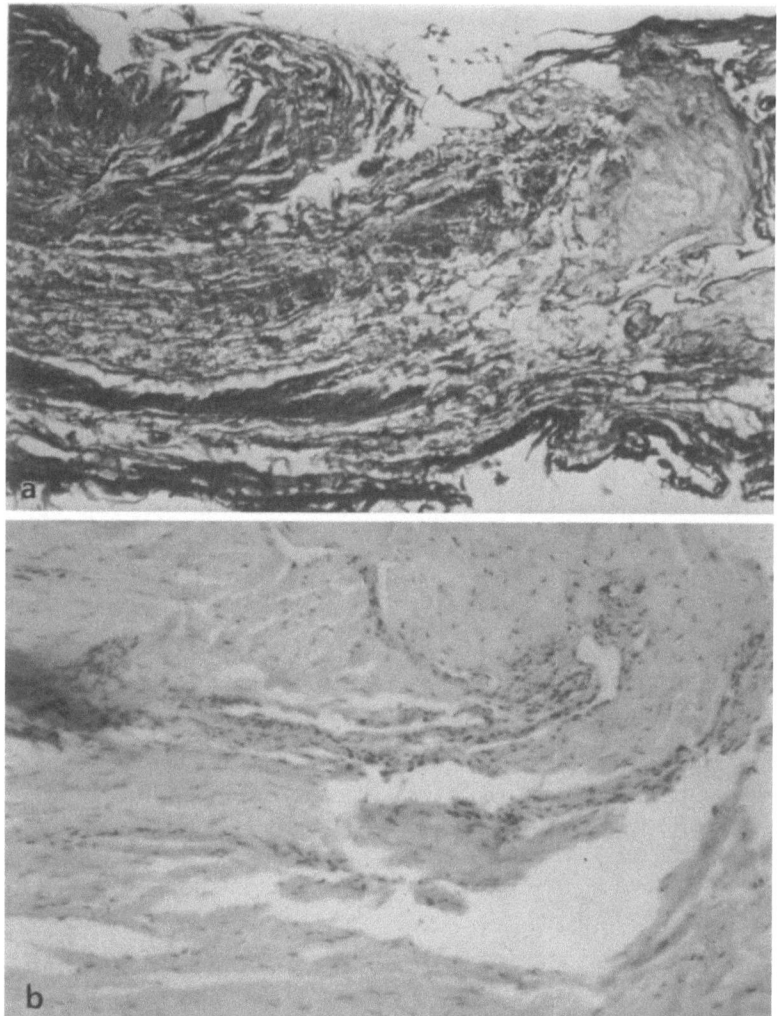

Abb. 1. a Frische Ruptur des Ligamentum fibulotalare anterius. Interstitielle Desintegration von Kollagenfibrillen und komplette Ruptur ganzer Kollagenfaserbündel. HE, × 16.
b „Second-stage-Ruptur" des Ligamentum fibulotalare anterius. Neben normalen typisch gewellten Kollagenfasern findet sich inselförmig Narbengewebe mit Zell- und Gefäßreichtum. Goldner, × 80.

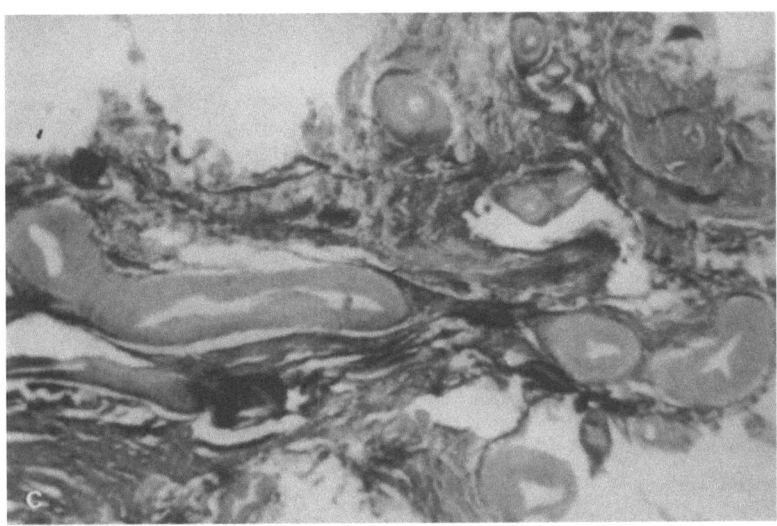

Abb. 1. c Narbenplatte des Ligamentum fibulotalare anterius mit ausgeprägtem Gefäßreichtum. Van Gieson, × 80

Operatives Vorgehen

Bei der second-stage-Verletzung und Reruptur finden sich in der Regel Verletzungsmuster, die einer frischen Ruptur entsprechen, so daß sie nach früher beschriebenen Prinzipien [7] versorgt werden. In der Regel ist eine direkte Bandrekonstruktion möglich, d. h. zum Beispiel bei periostaler Abscherung wird das Band nach Anfrischung des Anheftungsbereiches bis zur spongiösen Blutung mit transossären Nähten reinseriert, das Ligamentum fibulocalcaneare bei Elongation in einen Kanal unter Verkürzung hineingezogen oder ein fehlverheiltes dystopes Band an den anatomischen Ort zurückgebracht. Nur gelegentlich ist eine gedoppelte Periostlappenplastik notwendig, und nur in Ausnahmefällen eine Bandersatzoperation mit der Peroneus-brevis-Sehne oder im Sinne einer Tenodese.

Diskussion

Die klinischen radiologischen und intraoperativen Befunde der sog. second-stage-Ruptur stimmen überein mit den Beobachtungen von Heim [3] und Heim und Famos [4]. Die lichtmikroskopischen Befunde bei frischer Ruptur entsprechen den Beobachtungen von Leger und Olivier [5] sowie Broström und Sundelin [2], die ebenfalls keine rupturbegünstigenden Alterationen sahen. Da bei der eigenen Untersuchung auch elektronenmikroskopisch weder cellulär noch extracellulär degenerative Alterationen erkennbar waren, kann angenommen werden, daß es nur bei adquatem Trauma zur frischen fibularen Bandruptur kommt. Damit könnte ein grundsätzlich verschiedenes patho-morphologisches Verhalten gegenüber kollagenem Gewebe von Sehnen postuliert werden, da rupturbegünstigende Degenerationen, z. B. an der Achillessehne, bekannt sind.

78

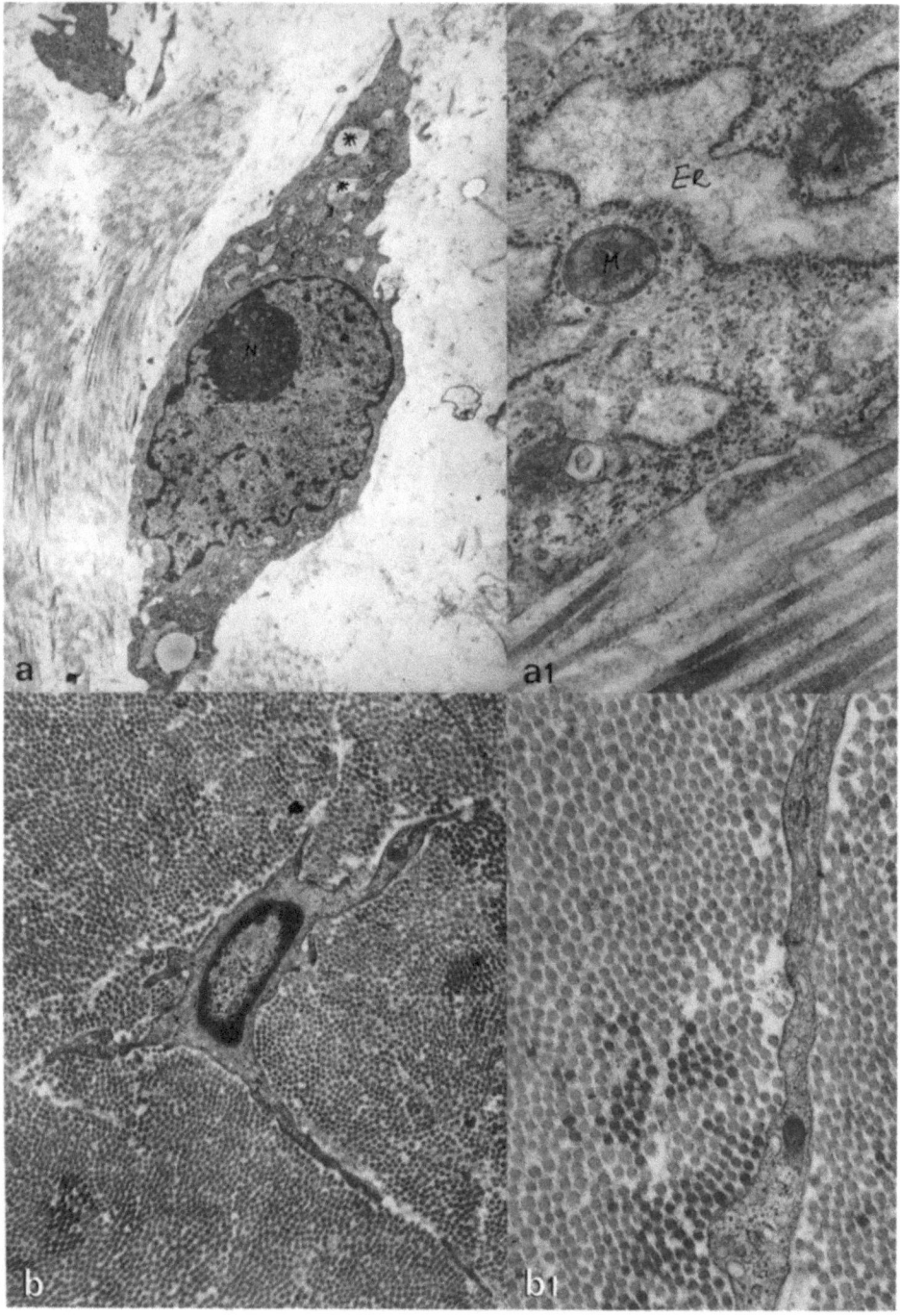

Abb. 2. a, b

Die second-stage-Ruptur, die in der Literatur bisher histologisch nicht untersucht wurde, könnte für gutachterliche Fragen Bedeutung gewinnen, zumal hier ein praedisponierender Vorschaden histologisch nachweisbar ist. Da eine ligamentäre Ruptur in einer alten Narbe auch ohne adäquates Trauma denkbar ist, könnte dieser Verletzungstypus versicherungsrechtlich als Verschlimmerung eines zuvor bestehenden Leidens gedeutet werden.

Die Beobachtungen in der noch nicht abgeschlossenen ABR-II-Studie mit dem auffälligen Versagen der konservativen Behandlungen bei second-stage-Verletzungen stimmt überein mit den Beobachtungen von Broström [1], der bei 3wöchiger Gipsbehandlung und anschließender funktioneller Nachbehandlung in über einem Drittel der Fälle Versager dieser Therapie sah. Auch die primär-funktionelle Behandlung bei second-stage-Ruptur läßt eine solch hohe Versagerquote erkennen, so daß eine weitere Randomisierung dieser Gruppe ethisch nicht vertretbar erschien. Die Ergebnisse bei primär funktioneller Behandlung mit der MHH Knöchelschiene bei Reruptur stehen noch aus.

Schlußfolgerungen und Zusammenfassung

Die vorliegende klinische Studie hat gezeigt, daß zur Erkennung und differenzierten Behandlung der sog. second-stage-Ruptur eine exakte Anamnese und kritische Beurteilung der Röntgennativaufnahmen zur Differenzierung einer primären und sekundären Bandruptur wichtig sind. Intraoperativ-makroskopisch, licht- und elektronenmikroskopisch kann die second-stage-Ruptur von einer primären Bandruptur deutlich unterschieden werden, so daß aus forensischen Gründen bei second-stage-Ruptur nach Möglichkeit immer eine Gewebsprobe aus dem Rupturbereich gewonnen werden sollte. Die Prinzipien der operativen Versorgung bei second-stage-Verletzung entsprechen den Versorgungstechniken wie bei frischer fibularer Bandruptur oder denen bei kurzdauernder chronischer Instabilität im Sinne der direkten Bandrekonstruktion. Die Technik der Periostlappenplastik ist dabei gelegentlich, eine Tenodese nur selten notwendig, sodaß bei Kenntnis der Diagnose second-stage-Verletzung der Patient praeoperativ auf alle Möglichkeiten einer bandrekonstruktiven Maßnahme aufmerksam gemacht werden sollte.

Die vorläufigen Ergebnisse der beschriebenen ABR-II-Studie zeigen, daß die second-stage-Verletzung am oberen Sprunggelenk besser operativ versorgt werden sollte.

Abb. 2. a Frisch rupturiertes Ligamentum fibulotalare anterius, Glutaraldehyd-5%-Fixation; Transmissionselektronenmikroskopie: Spindelförmiger Fibroblast mit zahlreichen Zellorganellen, vor allem weite Zisternen des granulierten endoplasmatischen Reticulums. N, Nucleolus. × 17 000, a1 Bei stärkerer Vergrößerung erkennt man fein granuläres Material in den Zisternen des endoplasmatischen Reticulums. M, Mitochondrien. × 74 000
b Chronisch vernarbtes Ligamentum fibulotallare anterius: sternförmiger Fibroblast mit dünnen Cytoplasmaausläufern und wenigen Zellorganen. × 29 000. b1 Cytoplasmaausläufer bei stärkerer Vergrößerung. × 64 000.

Literatur

1. Broström L (1966) Sprained ankles. V. Treatment and prognosis in recent ligament ruptures. Acta Chir Scand 132: 537
2. Broström L, Sundelin P (1966) Sprained ankles. IV. Histologic changes in recent and "chronic" ligament ruptures. Acta Chir Scand 132: 248
3. Heim U (1981) Pathologie, Klinik und Differentialdiagnose der Bandrisse an den Sprunggelenken. Z Unfallmed Berufskr 74, Heft 1/2: 39
4. Heim U, Famos M (1977) Two-Stage-Ruptures of the lateral Ligaments of the Ankle. Diagnosis and Treatment. In: Chapchal G (ed) Injuries of the Ligaments and their Repair. Thieme, Stuttgart
5. Leger L, Olivier C (1945) Entorses du cou-de-pied et entorses du genou. Masson et Cie, Paris
6. Zwipp H, Tscherne H (1984) Zur Behandlung der chronischen antero-lateralen Instabilität des oberen Sprunggelenkes: Direkte Bandrekonstruktion E Periostlappenplastik E Tenodese. Unfallheilkunde 87: 405
7. Zwipp H (1984) Die antero-laterale Rotationsinstabilität des oberen Sprunggelenkes – Eine klinische und tierexperimentelle Untersuchung. Habilitationsschrift Medizinische Hochschule Hannover
8. Zwipp H (1986) Therapie der frischen fibularen Bandruptur Orthopäde 15: 446

Funktionelle und morphologische Auswirkungen der chronischen Instabilität am Sprunggelenk

R. Letsch und K. P. Schmit-Neuerburg

Universitätsklinikum Essen, Medizinische Einrichtungen der Universität – Gesamthochschule Essen, Abt. für Unfallchirurgie (Direktor: Prof. Dr. K. P. Schmit-Neuerburg), Hufelandstr. 55, D-4300 Essen

Einleitung

Bandverletzungen des oberen Sprunggelenkes zählen zu den häufigsten Sportverletzungen überhaupt. Bei inadäquater oder ausbleibender Therapie solcher frischen Rupturen oder auch bei rezidivierenden „Bagatellverletzungen", bei denen jedes einzelne Umknicken als nicht behandlungsbedürftig angesehen wird, kann sich eine chronische Instabilität im Sprunggelenk entwickeln. Diese kann den Sportler in der Ausübung seiner Sportart erheblich behindern, so daß sich zahlreiche Athleten vor dem Training oder Wettkampf erst das Sprunggelenk durch elastische Binden bzw. Tapes stabilisieren oder zumindest eine Bandage anlegen, weil sie auf Grund ihrer Erfahrung Angst vor einem erneuten Umknicktrauma haben.

Beschwerden

Patienten mit chronischer Instabilität des Sprunggelenkes können relativ lange Zeit nahezu symptomfrei bleiben. Nach der Dekompensation treten jedoch zunehmende Beschwerden ein. Es sind dies vor allem:
– wiederholtes Umknicken des Fußes, bzw. die Angst davor
– Unsicherheit beim Gehen und Laufen, besonders auf unebenem Boden
– rezidivierende Schwellneigung der Außenknöchelregion und
– Schmerzen im Sprunggelenksbereich, vorwiegend lateral und entlang der Peroneusloge.

Funktionelle und morphologische Veränderungen

Neben der momentanen Schmerzhaftigkeit bei jedem erneuten Supinationstrauma kann sich bei der habituellen Sprunggelenksdistorsion ein Dekompensationszustand mit funktionell und morphologisch nachweisbaren Veränderungen entwickeln, so daß auf längere Sicht nicht nur die Ausübung bestimmter Disziplinen sondern sogar jegliche Sporttätigkeit unmöglich wird. Der immer wieder traumatisierte Bandapparat erfährt Veränderungen seiner Regenerationsfähigkeit und Vaskularisation, die den Wiederaufbau einer regelrechten Kapsel-Band-Struktur bzw. einer stabilen tragfähigen Narbe verhindern. Es wird auf diese Weise ein Circulus vitiosus der progredienten Instabilität eingeleitet, der dadurch verstärkt wird, daß neben der rein mechanischen Lockerung auch eine Schädigung der Proprioceptoren resultiert. Folglich ist auch die neuromuskuläre

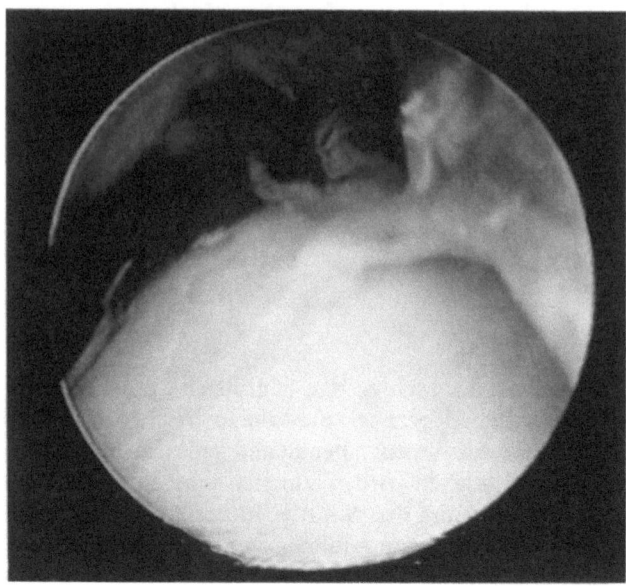

Abb. 1. Arthroskopisches Bild einer chronischen Synovitis des OSG mit Gefäßinjektion und Zottenbildung

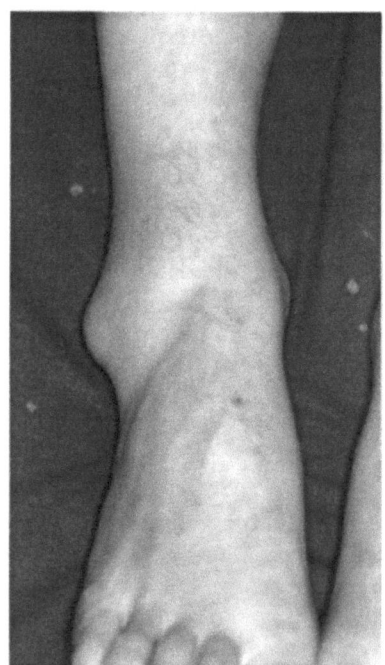

Abb. 2. Epimalleoläre Bursitis am Außenknöchel bei chronischer Sprunggelenksinstabilität

Führung des Gelenkes gestört. Funktionell bedeutet dies vor allem eine Überlastung der Peronealloge. Zwipp fand bei 38% seiner Patienten mit langdauernder Instabilität des Sprunggelenkes eine chronische Tendovaginitis bzw. eine schmerzhafte Kontraktur oder Atrophie der Peronealmuskulatur [8].

Noch häufiger ist eine synovitische Reizung des OSG, die in nahezu der Hälfte der Fälle angetroffen wird (Abb. 1). Die geringe Weichteildeckung des Gelenkes läßt entzündliche Reizzustände der Synovia frühzeitig als Schwellung und Überwärmung erkennen, wie sie bei Sportlern mit dekompensierter chronischer Instabilität nach Überlastung des OSG auch ohne eigentliches Trauma bisweilen beobachtet werden.

Als seltener Ausdruck der chronischen Instabilität – wir sahen diesen Befund nur in einem Fall – findet sich eine epimalleoläre Bursitis am Außenknöchel (Abb. 2).

Neben der Synovia wird langzeitig auch der Gelenkknorpel geschädigt. Seine Homöostase ist von der Intaktheit des synovialen Systems und von der anatomisch korrekten Führung des Gelenkes abhängig. Beides ist bei der chronischen Instabilität gestört, da – neben der bereits erwähnten synovialen Reizung – durch die fehlerhafte Führung der Talusrolle in der Malleolengabel eine funktionelle Inkongruenz resultiert [6, 7]. Der Knorpel wird ungleichmäßig belastet. Typische Folge ist die hohe Druckeinwirkung medial und die ungenügende Durchwalkung (und damit Ernährung) des Knorpels in den übrigen Abschnitten. Hinzu kommen unphysiologische Scherkräfte, so daß Traumen häufig zur Abscherung knorpeliger Flakes oder osteochondraler Fragmente führen. Veraltete osteochondrale Läsionen lassen sich in ca. 5% der chronisch instabilen Sprunggelenke nachweisen [8].

Röntgenologische Veränderungen

Röntgenologisch stellen sich diese Fragmente meist an der lateralen Taluskante dar. Oft sind sie in den gehaltenen Aufnahmen bei aufgeklapptem Gelenk besser nachweisbar (Abb. 3). Demgegenüber sind Knorpelimpressionen bzw. cystische Veränderungen hauptsächlich an der Medialseite der Talusrolle, also in der Zone der höheren Druckbelastung, anzutreffen [2]. Weitere röntgenologische Zeichen der chronischen Instabilität sind eine über das Alter des Verletzten weit hinausgehende Arthrose.
Diese arthrotischen Veränderungen wurden von Bargon in vier Grade eingeteilt [1]. Im Kollektiv von Zwipp mit 192 operierten chronisch instabilen Sprunggelenken wurde in 52% der Arthrosegrad 0, in 20% Grad I und 18% Grad II nachgewiesen. Unser eigenes Patientengut mit 48 operierten Fällen chronischer Instabilität des OSG zeigte in 41% Grad 0, in 31% Grad I und in 8% Grad II arthrotische Veränderungen sowie in einem Fall eine Arthrose III. Grades. Auffällig ist, daß das Patientengut von Zwipp nur 10%, unser eigenes nur 8% chronisch instabile Sprunggelenke aufwies, die völlig frei von Arthrosezeichen waren.

Zusätzliche Informationen sind mit der sog. „weight bearing Aufnahme" zu gewinnen. Das chronisch instabile Gelenk subluxiert unter Gewichtsbelastung nach lateral, der mediale Gelenkspalt verschmälert sich [5] (Abb. 4).

84

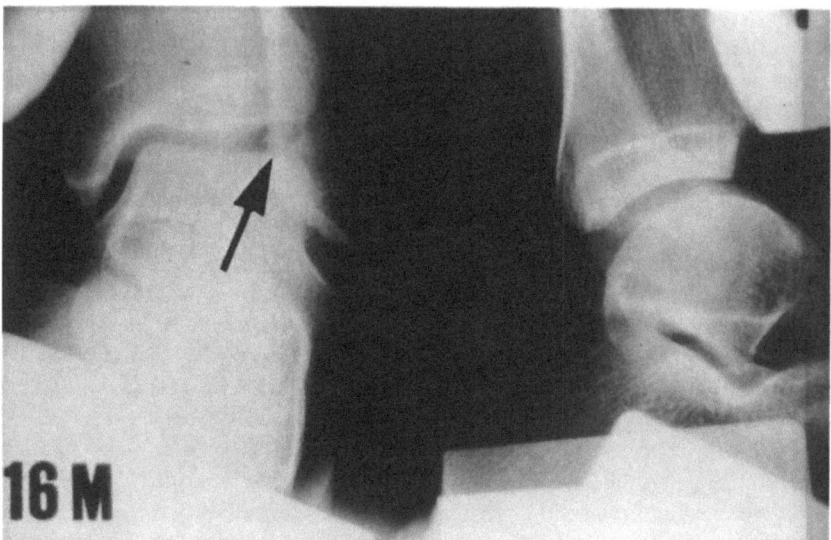

Abb. 3. Osteochondrales Fragment der lateralen Talusrolle, gute Darstellung in der gehaltenen Aufnahme

Weitere röntgenologische Zeichen eines veralteten Supinationstraumas mit konsekutiver Instabilität sind ältere knöcherne Abbrüche am Innenknöchel oder pseudarthrotische Bandausrisse am Außenknöchel. Meist handelt es sich um straffe Pseudarthrosen, gelegentlich ist aber ein deutliches Aufklappphänomen mit Distalisierung des abgesprengten Fragmentes darstellbar (Abb. 5).

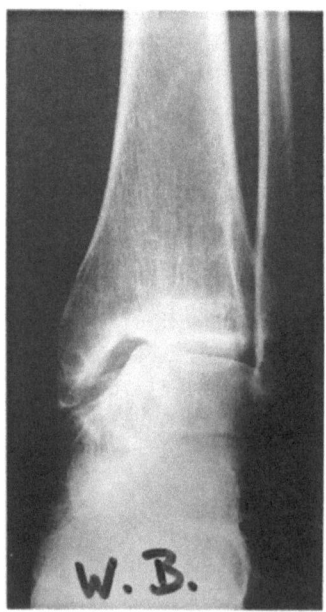

Abb. 4. Subluxation des OSG nach lateral mit Verschmälerung des medialen Gelenkspaltes in der „weight bearing Aufnahme". Zusätzliche deutliche Arthrosezeichen

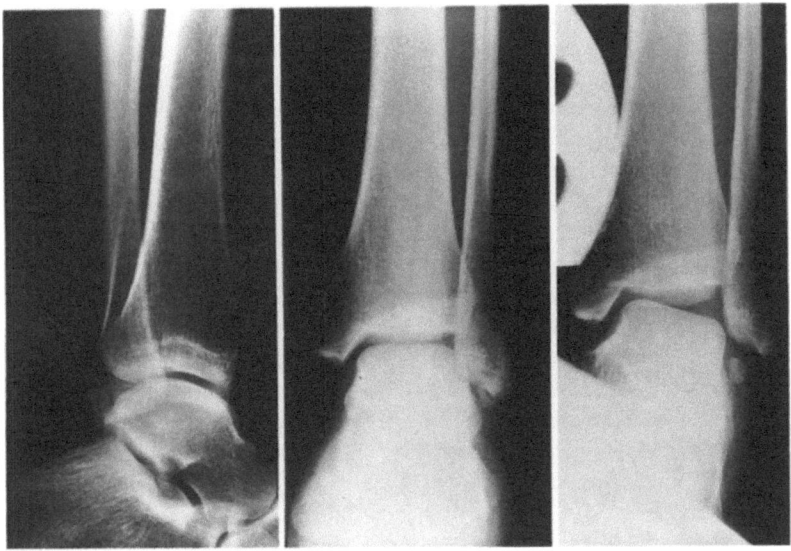

Abb. 5. Pseudarthrotisch verheilter knöcherner Bandausriß am Außen- mit Distanzvergrößerung zwischen Fragment und Fibula in der gehaltenen Aufnahme

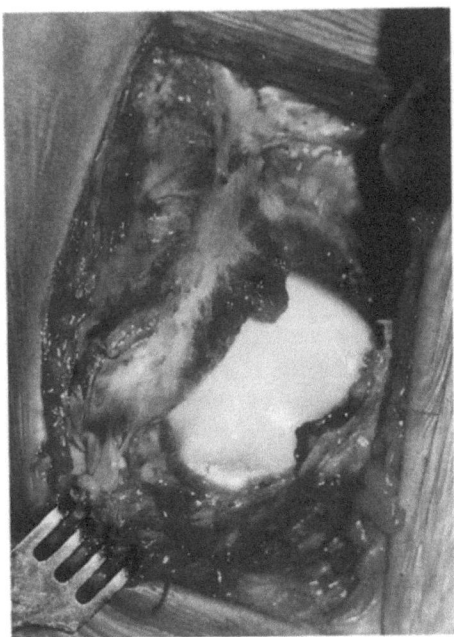

Abb. 6. Intraoperativ nur noch rudimentär erkennbare Bandstümpfe des Lig. fibulotalare ant. bei chronischer Instabilität des OSG

Intraoperative Befunde

Intraoperativ finden sich neben der Bestätigung der bisher beschriebenen klinischen und radiologischen Befunde Veränderungen des lateralen Kapselbandapparates, bei dem die einzelnen Bänder in aller Regel entweder instabil vernarbt, d. h. durch eine dünne, ausgewalzte, keinen Halt mehr gebende Narbenplatte ersetzt, erheblich elongiert oder gar nicht mehr vorhanden sind (Abb. 6). Seltener sind die bereits genannten pseudarthrotisch verheilen knöchernen Ausrisse oder sog. dystope Fehlheilungen, d. h. ein Wiederanwachsen des Ligaments am falschen Ort mit insuffizienter biomechanischer Funktion.

Von der Instabilität des oberen Sprunggelenkes ist differentialdiagnostisch die des unteren Sprunggelenkes oft nur schwer abzugrenzen. Hier liegt der Druckschmerz mehr über dem sinus tarsi als Ausdruck der chronischen Synovitis des Subtalargelenkes. Die Patienten haben große Schwierigkeiten, auf der lateralen Fußkante zu gehen. Die Diagnose läßt sich in aller Regel durch spezielle gehaltene Aufnahmen des USG sichern, wobei der Calcaneus gegenüber dem Talus medialwärts verschiebbar ist und das Subtalargelenk nach lateral aufklappt [8].

Zusammenfassung

Den weitaus meisten Instabilitäten des Sprunggelenkes liegt ein definiertes Trauma – vor allem im jugendlichen Alter – zugrunde, davon in mehr als der Hälfte der Fälle bei Sportverletzungen. Nach einer mehr oder minder langen Phase der Beschwerdefreiheit kommt es zur Dekompensation und es treten Symptome auf, deren Substrat funktionelle und morphologische Veränderungen des Sprunggelenkes sind. Klinisch sind dies:

– synovitische Reizung
– Tendovaginitis, Kontraktur bzw. Atrophie der Peronealloge
– Knorpeldegeneration bzw. -absprengungen
– sowie in seltenen Fällen eine epimalleoläre Bursitis.

Röntgenologisch finden sich neben der bekannten Aufklappbarkeit und dem Talusvorschub als Ausdruck der Instabilität folgende Veränderungen:

– Zeichen der Arthrose (athlete's ankle)
– osteochodrale Läsionen
– alte Absprengungen am Innenknöchel
– pseudarthrotisch verheilte knöcherne Bandausrisse am Außenknöchel
– sowie Subluxation des Gelenkes bei Belastungsaufnahmen

Diese Veränderungen wiegen in ihrer Gesamtheit und in der Progredienz ihrer Ausprägung so schwer, daß operativ stabilisierende Maßnahmen beim jugendlichen Menschen, vor allem beim Sportler, nach klinischer und radiologischer Sicherung der Diagnose indiziert erscheinen.

Literatur

1. Bargon G (1978) Röntgenmorphologische Gradeinteilung der posttraumatischen Arthrose im oberen Sprunggelenk. Hefte Unfallheilkd, 133. Springer, Berlin Heidelberg New York, S. 28–34
2. Burri C, Neugebauer R (1983) Chronische Instabilität am OSG. Unfallheilkunde 86: 285–294
3. Cotta H, Puhl W (1978) Klinik der oberen Sprunggelenkarthrose. Hefte Unfallheilkd, 133, Springer, Berlin Heidelberg New York, S. 24–27
4. Elmslie RC (1934) Recurrent subluxation of the ankle-joint. Ann Surg 100: 364–367
5. Harrington KD (1979) Degenerative arthritis of the ankle secondary to longstanding lateral ligament instability. J Bone Joint Surg [Am] 61: 354–361
6. Riede UN, Hehne HJ (1978) Inkongruenzarthrose. Hefte Unfallheilkd, 133. Springer, Berlin Heidelberg New York, S. 12–23
7. Rüter A (1978) Arthrosen des oberen Sprunggelenkes nach direktem Gelenkschaden. Hefte Unfallheilkd, 133. Springer, Berlin Heidelberg New York, S. 1–11
8. Zwipp H (1986) Die antero-laterale Rotationsinstabilität des oberen Sprunggelenkes. Hefte Unfallheilkd, 177. Springer, Berlin Heidelberg New York Tokyo

Periostlappenplastik bei der chronischen anterolateralen Rotationsinstabilität des oberen Sprunggelenkes

F. Baumgaertel, W. Franck und R. Willms

Klinik für Unfallchirurgie der Philipps-Universität Marburg
(Leiter: Prof. Dr. L. Gotzen), Baldinger Straße, D-3550 Marburg

Einleitung

Die chronische Instabilität des oberen Sprunggelenkes beinhaltet eine morphologisch insuffiziente Bandführung mit funktioneller Instabilität, die vor allem subjektiv zum Tragen kommt. Klinisch und radiologisch ist die chronische Instabilität im Seitenvergleich erfaßbar. Der symptomatische Patient erfährt eine Minderung seiner Lebensqualität, meidet sportliche Aktivitäten und hat meist Angst vor dem Umknicken. Auf ebener Erde hat er ein sicheres Gangbild, neigt aber zu unsicherem ängstlichen Gehen bei kleinsten Unebenheiten auf dem Boden, da er dann leicht umknickt. Wiederholte Umknickepisoden geben schließlich Anlaß, den Arzt aufzusuchen.

Die Diagnostik stützt sich auf die gleichen klinischen und radiologischen Parameter, die bei der Beurteilung der akuten Bandinstabilität bekannt sind. Wichtig ist dabei, daß gehaltene Aufnahmen nicht nur des oberen sondern auch des unteren Sprunggelenkes wie von Zwipp [1] beschrieben, durchgeführt werden. Diese Parameter sind bei chronischer Instabilität wichtig, jedoch nicht ausschlaggebend für eine Indikation zum chirurgischen Vorgehen. Hier steht das subjektive Beschwerdebild im Vordergrund, da trotz objektiver Diagnosestellung Diskrepanzen bestehen können zwischen Beschwerdebild und Untersuchungsbefunden.

Nach objektiven Kriterien instabile Sprunggelenke können durchaus asymptomatisch sein aufgrund einer besonders guten propriozeptiven Wahrnehmung, die eine dynamische Kompensation der Instabilität ermöglicht. In der Beurteilung der chronischen Instabilität muß deshalb die subjektive Erscheinungsform der Instabilität letzten Endes vor den objektiven Parametern die Indikation zum operativen Vorgehen bestimmen.

Die wiederherstellende Bandchirurgie am oberen Sprunggelenk begann mit Katzenstein [2], 1927, Nilsonne [3] 1932 und Elmslie [4] 1934. Seitdem sind über 40 Behandlungsmethoden zur Therapie der chronischen Bandinstabilität entwickelt worden, die entweder den direkten Bandersatz oder eine Tenodese zum Prinzip haben.

Die Fersenbeinvalgisation wurde als zusätzliche Maßnahme neben der Plantarissehnenplastik von Morscher [5] empfohlen. Zum direkten Bandersatz sind bisher kollagene Gewebe wie Periost, Fascie, Cutis, Sehne und Dura als auto- und allogene Ersatzmaterialien sowie Seidenzügel und Kohlenstoff-Fasern als alloplastischer Ersatz verwendet worden. Für die direkte Bandrekonstruktion hat sich die Periostlappenplastik bewährt.

In der rekonstruktiven Bandchirurgie am Sprunggelenk haben heute folgende Forderungen Gültigkeit:

1. Wiederherstellung der statischen Stabilisatoren,
2. Schonung der dynamischen Stabilisatoren (Peronealmuskulatur),
3. Berücksichtigung des exakten anatomischen Bandverlaufes,
4. Verwendung ortsständigen Ersatzgewebes.

Das Ziel der Operation ist die Wiedererlangung der physiologischen, biomechanischen und biologischen Konditionen. In der Praxis heißt dies, daß die präoperative Aufklärung alle therapeutischen Prinzipien erfassen muß, da nur das intraoperative Bild die Methode bestimmt. Wenn immer möglich, sollte eine direkte Rekonstruktion der fehlverheilten, elongierten oder degenerierten Bänder erfolgen, sofern eine ausreichende Menge an gut durchblutetem Narbengewebe vorhanden ist, das dann gerafft, reinseriert oder ausgerichtet werden kann im Sinne einer Ligamentisierung.

Bei fehlenden Bändern bzw. ungenügendem Bandmaterial ist eine Ersatzplastik mit ortsständigem Material anzustreben.

Material und Methoden

Die Periostlappenplastik wird technisch sehr unterschiedlich durchgeführt. Kuner [6] berichtete 1978 über die Verwendung eines gestielten Periostzügels. Diese Technik erbrachte bei 7 operierten Patienten radiologisch suffiziente Bänder und zufriedene Patienten. Stöhr und Huberti [7] beschrieben 1980 eine ähnliche Technik wie sie in Marburg verwendet wird. Sie konnten in 5 Fällen eine ausreichende Stabilität und gute Belastbarkeit feststellen. An unserer Klinik wird das Periost der distalen Fibula als gestieltes und gedoppeltes Transplantat verwendet, das am Ansatzpunkt des jeweiligen Bandes ossär verankert wird. Reststümpfe und umliegendes Gewebe werden in die Plastik mit einbezogen. Bei Ersatz des Lig. fibulo-talare anterius wird ein Perioststreifen von ca. 5–6 cm Länge und mit möglichst großer Breite zur Fibulaspitze hin freipräpariert (Abb. 1 a, b). An der Spitze der Fibula wird dieser Streifen transossär mit einer Naht gesichert und als Doppelzügel zum Talus gebracht und in eine mit dem Meißel oder Bohrer angefertigten Rille mit Naht und Corticalisspänchen verankert bevor er zur Fibula zurückgeführt wird. Die Verankerung kann auch mit einem Staple (z. B. Shapiro) erfolgen. Mit danebenliegendem Gewebe wird der Zügel verstärkt, was auch den Anschluß an die Blutversorgung unterstützt.

Beim Ersatz des Lig. fibulo-calcaneare wird ähnlich vorgegangen, jedoch wird ein längerer Perioststreifen benötigt (Abb. 2 a–c). Dieser soll mindestens ca. 8 cm betragen. Er wird in ähnlicher Weise wie zur Rekonstruktion des FTA zur distalen Spitze der Fibula freipräpariert, dort transossär mit einer Naht gesichert und gemäß dem Verlauf des FC unter die Peronealsehnen zur Ansatzstelle des FC gebracht, dort unter einer Knochenlamelle transossär fixiert und dann wieder zur Fibulaspitze geführt, wo erneut eine transossäre Sicherungsnaht erfolgt. Auch hier soll möglichst das umliegende Gewebe, z. B. ein Reststumpf des FC, in die Plastik integriert werden.

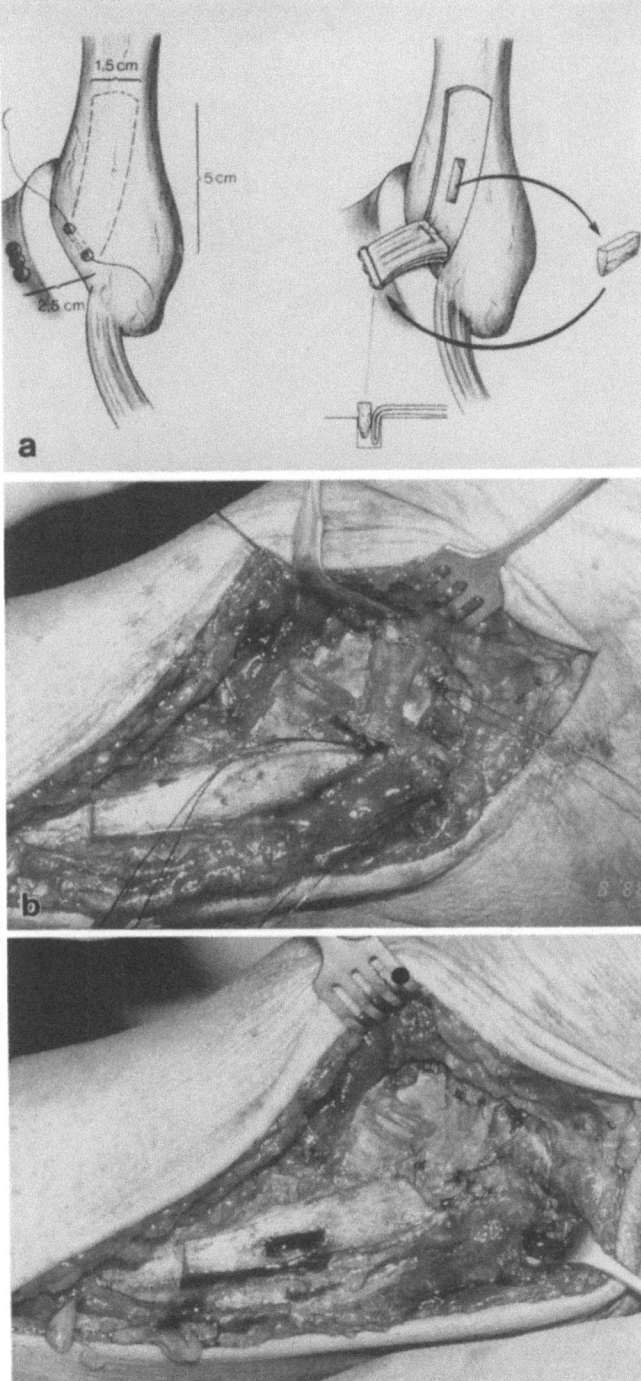

Abb. 1 a. Schematische
Darstellung der
Periostlappenplastik
zum Ersatz des Lig.
fibulo-talare anterius
(Nach Zwipp 1986),
b Klinisches Beispiel.
Perioststreifen von der
Außenfläche der
Fibula mobilisiert,
distal mit transossärer
Naht gesichert und
gedoppelt am Talus in
einer Knochenrille mit
Corticalisspänchen
und Naht fixiert

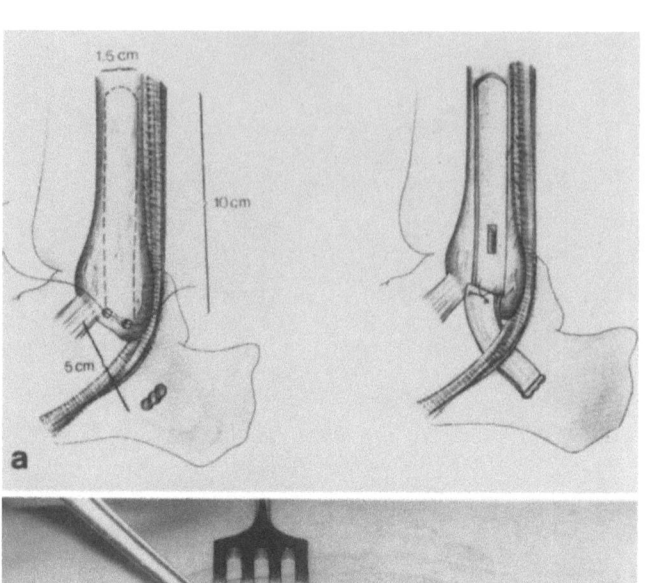

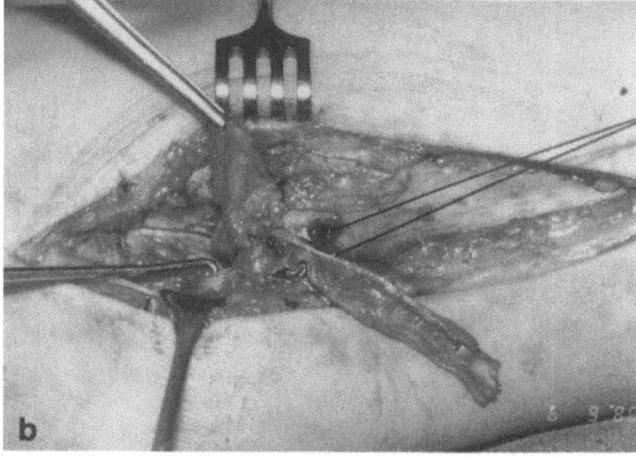

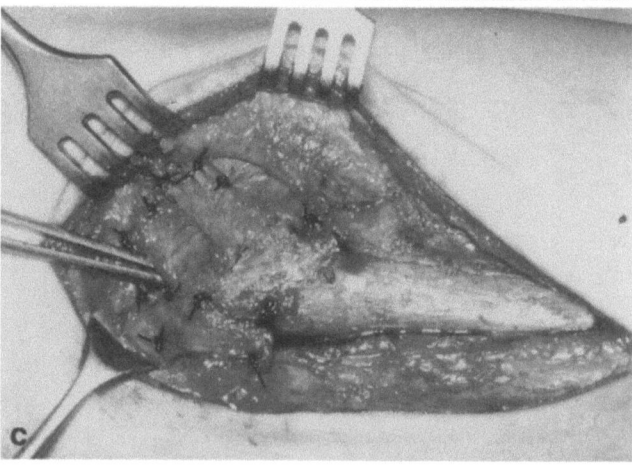

Abb. 2 a. Schematische Darstellung der Periostlappenplastik zum Ersatz des Lig. fibulo-calcaneare (Nach Zwipp 1986), **b** Klinisches Beispiel. Elongiertes FTA am Talus abgetrennt, insuffizientes FC fibular abgelöst und transossäre Naht über Bohrkanal in den Außenknöchel hineingezogen, langer Perioststreifen mobilisiert, **c** FTA transossär unter Straffung reinseriert und verstärkt mit Periostzügel, Perioststreifen gedoppelt am calcanearen Ansatz des FC-Bandes mit transossärer Naht fixiert.

Postoperativ werden im aufgebogenen Spaltgips die ersten Bewegungsübungen durchgeführt. Die Ruhigstellung im Unterschenkelgehverband in leichter Pronationsstellung bei voller Belastung beträgt insgesamt 6 Wochen. In letzter Zeit sind wir zu einer funktionellen Nachbehandlung in der Knöchelschiene übergegangen. Wichtig für das Gesamtresultat sind eine Gangschulung und intensiver Muskelaufbau einschließlich eines propriozeptiven Trainings nach Freeman [9]. Gegebenenfalls kann eine laterale Schuhranderhöhung von einem halben Zentimeter für drei Monate rezeptiert werden. Bei aktiven Sportlern sollte eine Sportpause von 10–12 Wochen postoperativ eingehalten werden.

Ergebnisse

Zwischen 1985 und Ende 1987 wurden an der unfallchirurgischen Klinik Marburg 31 Patienten mit einer chronischen antero-lateralen Rotationsinstabilität des oberen Sprunggelenkes durch Periostlappenplastik versorgt, von denen 26 nach durchschnittlich 24 Monaten erfaßt werden konnten. An 8 männlichen und 18 weiblichen Patienten mit einem Durchschnittsalter von 28 Jahren wurden 30 Sprunggelenke operiert. 22mal wurde das FTA-Band, 8mal das FC-Band ersetzt.

In der Beurteilung der postoperativen Ergebnisse wurde größter Wert auf die Einschätzung des Behandlungserfolges durch die Patienten selbst gelegt. Die Beschwerdesymptomatik zu 30 Sprunggelenken konnte erfaßt werden, wobei nach den Beschwerden bis zu einem Jahr nach der Operation und Beschwerden nach einem Jahr postoperativ unterschieden wurde.

Es zeigte sich, daß sich das subjektive Beschwerdebild im Laufe der Zeit bessert. Über Schwellneigung und Wetterfühligkeit wurde am häufigsten geklagt. Tabelle 1 zeigt die subjektiven Angaben zu 30 Sprunggelenken. Nach dem Gesamtergebnis gefragt, äußerten sich 26 Patienten zu 30 Sprunggelenken. Bei 12 Sprunggelenken wurde das Urteil sehr gut gegeben, bei 10 gut, bei 5 mäßig. 3 Sprunggelenke wurden als schlecht eingestuft (Tabelle 2). 12 Patienten konnten klinisch und radiologisch nachuntersucht werden (Tabelle 3). Alle hatten eine normale Beweglichkeit im oberen Sprunggelenk. 9 Patienten hatten stabile Sprunggelenke, 3 zeigten radiologisch eine Instabilität. Bei diesen 3 Patienten bezeichnete einer das Ergebnis als gut, einer als mäßig und einer als schlecht.

Tabelle 1. Subjektive Angaben zu 30 Sprunggelenken nach Periostlappenplastik

	< 1 Jahr	> 1 Jahr
Schwellneigung	12	4
Wetterfühligkeit	12	6
Narbenstörungen	7	5
Angst vor Umknicken	7	3
Gangunsicherheit	4	3
Umknicken	3	2
Schmerzen unter sportlicher Belastung	6	4

Tabelle 2. Gesamtergebnis subjektiv (n = 30)

sehr gut	12
gut	10
mäßig	5
schlecht	3

Tabelle 3. Klinische und radiologische Ergebnisse (n = 12)

Stabilität	
Sprunggelenk stabil	9
Sprunggelenk instabil	3
Röntgen-Durchschnittswerte	
Taluskippung prä/postop	18°/5°
Talusvorschub prä/postop	9/6 mm
Beweglichkeit-Durchschnittswerte	
Dorsalflexion/Plantarflexion	10/0/35
Pronation/Supination	25/0/50

Die Streß-Röntgenaufnahmen zeigten eine Abnahme der Taluskippung von durchschnittlich 18 Grad praeoperativ auf 5 Grad postoperativ. Die entsprechenden Werte für den Talusvorschub verringerten sich von durchschnittlich 9 mm praeoperativ auf 6 mm postoperativ.

Diskussion

Die Periostlappenplastik erfüllt die Forderungen moderner Bandchirurgie am oberen Sprunggelenk und kann als relativ einfache Operationsmethode bezeichnet werden. Sofern ein ausreichend kräftiges Periost am Außenknöchel vorhanden ist, stellt die Periostlappenplastik eine gute Alternative zur weitaus aufwendigeren Tenodese dar. Wir verwenden sie aber nur dann, wenn lediglich ein Band ersetzt werden muß.

Die in unserem Krankengut anfangs recht häufig geäußerten subjektiven Beschwerden wie Schwellneigung, Wetterfühligkeit und Schmerzen unter sportlicher Belastung ließen mit der Zeit deutlich nach. Bei guter krankengymnastischer Führung und adäquatem proprioceptivem Training wird das Behandlungsergebnis meist auch dann subjektiv als gut bezeichnet, wenn sich radiologische Restinstabilitäten nachweisen lassen. Allerdings bewahrt auch ein stabiles Sprunggelenk nicht immer vor einem subjektiv schlechten Urteil. Weniger eine echte Instabilität als die Angst vor dem Umknicken oder Gangunsicherheit führen zu subjektiv schlechten Ergebniseinschätzungen.

Deshalb muß betont werden, daß nur die Kombination einer operationstechnisch einwandfreien Bandrekonstruktion und konsequent durchgeführten krankengymnastischen Nachbehandlung zu guten Gesamtergebnissen führt. Die ligamentäre Stabilisierung des Sprunggelenkes durch die Periostlappenplastik muß gefolgt werden von einem intensiven Training der dynamischen Stabilisatoren.

Literatur

1. Zwipp H, Tscherne H (1982) Die radiologische Diagnostik der Rotationsinstabilität im hinteren unteren Sprunggelenk. Unfallheilkunde 85: 494
2. Katzenstein (1927) Zit nach Faber (1932)
3. Nilsonne S (1932) Making a new ligament in ankle sprain. J Bone Joint Surg 14: 380
4. Elmslie RC (1934) Recurrent subluxation of the ankle joint. Ann Surg 100: 364
5. Morscher, E, Baumann JU, Hefti F (1981) Die Calcaneus-Osteotomie nach Dwyer, kombiniert mit lateraler Bandplastik bei rezidivierender Distorsio pedis. Z Unfallmed Berufskr 74: 85
6. Kuner EH (1978) Der gestielte Periostzügel als Möglichkeit des Außenbandersatzes. In: Hefte Unfallheilkd, 133. Springer, Berlin Heidelberg New York, S. 191
7. Stöhr CH, Huberty R (1980) Periostlappenplastik bei veralteten Außenknöchelbandzerreissungen. Unfallheilkunde 83: 467
8. Zwipp H (1989) Vorgehen, Ergebnisse + Sportfähigkeit nach Bandplastiken am oberen und unteren Sprunggelenk. CASV Symposium: Bandverletzungen am Sprunggelenk. Marburg, Sept. 1988
9. Freeeman MAR (1965 b) The etiology and prevention of functional instability of the foot. J Bone Joint Surg [Br] 47: 678
10. Zwipp H (1986) Die anterolaterale Rotationsinstabilität des oberen Sprunggelenkes. Hefte zur Unfallheilkd, 177. Springer, Berlin Heidelberg New York Tokyo

Vorgehen, Ergebnisse und Sportfähigkeit nach Bandplastiken am oberen und unteren Sprunggelenk

H. Zwipp

Unfallchirurgische Klinik, Medizinische Hochschule Hannover,
Konstanty-Gutschow-Str. 8, D-3000 Hannover 61

Einleitung

Seit dem radiologischen Nachweis der chronischen OSG-Instabilität von Moehring [8] im Jahre 1916 als „Habituelle Luxatio pedis" und der pathomechanischen Definition der Instabilität in 2 Ebenen durch Dehne [3] als „Adduktions-Supinationsdistorsion" im Jahre 1933 – was heute als antero-laterale Rotationsinstabilität definiert ist – sind bis heute mehr als 40 operative Methoden zur Behandlung dieses Krankheitsbildes bekannt geworden.

Tenodesetechniken haben sich zur Restabilisierung seither bewährt, werden aber von verschiedenen Autoren [1, 2, 4, 5, 7, 9, 10, 14] zugunsten der direkten Bandrekonstruktion oder Periostlappenplastik wegen der nichtanatomischen Komponente und der konsekutiven Supinationseinbuße abgelehnt.

Eine anatomische Sehnenplastik – wie von Wirth [11] aufgrund biomechanischer Untersuchungen gefordert – wird annähernd durch jüngere Operationsmethoden [9, 10] erzielt, da hierbei die Peroneus brevis-Sehne nicht im Sinne der Tenodese, sondern zum biologischen, ortsständigen Bandersatz verwandt wird. Die exakte anatomische Nachbarschaft des Ligamentum fibulo-talare anterius und fibulocalcaneare werden erst durch ein neues eigenes Vorgehen [18] verwirklicht.

In der vorliegenden Arbeit sollte anhand des eigenen Krankengutes 5-Jahresergebnisse einschließlich Sportfähigkeit nach modifizierter Tenodesetechnik bei OSG- und USG-Instabilität bzw. kombinierten Instabilitätsformen überprüft werden.

Tabelle 1. Operative Verfahren bei chronischer ALRI-OSG 1972–1986 (n = 347)

Tenodese – mod. Evans	124
Periostlappenplastik	58
Bandrekonstruktion	165

Tabelle 2. Operative Verfahren bei chronischer ALRI-OSG/USG 1981–1986 (n = 37)

mod. Elmslie – USG	19
mod. Elmslie – USG/OSG	18

Hefte zur Unfallheilkunde, Heft 204
L. Gotzen/F. Baumgaertel (Hrsg.)
© Springer-Verlag Berlin Heidelberg 1989

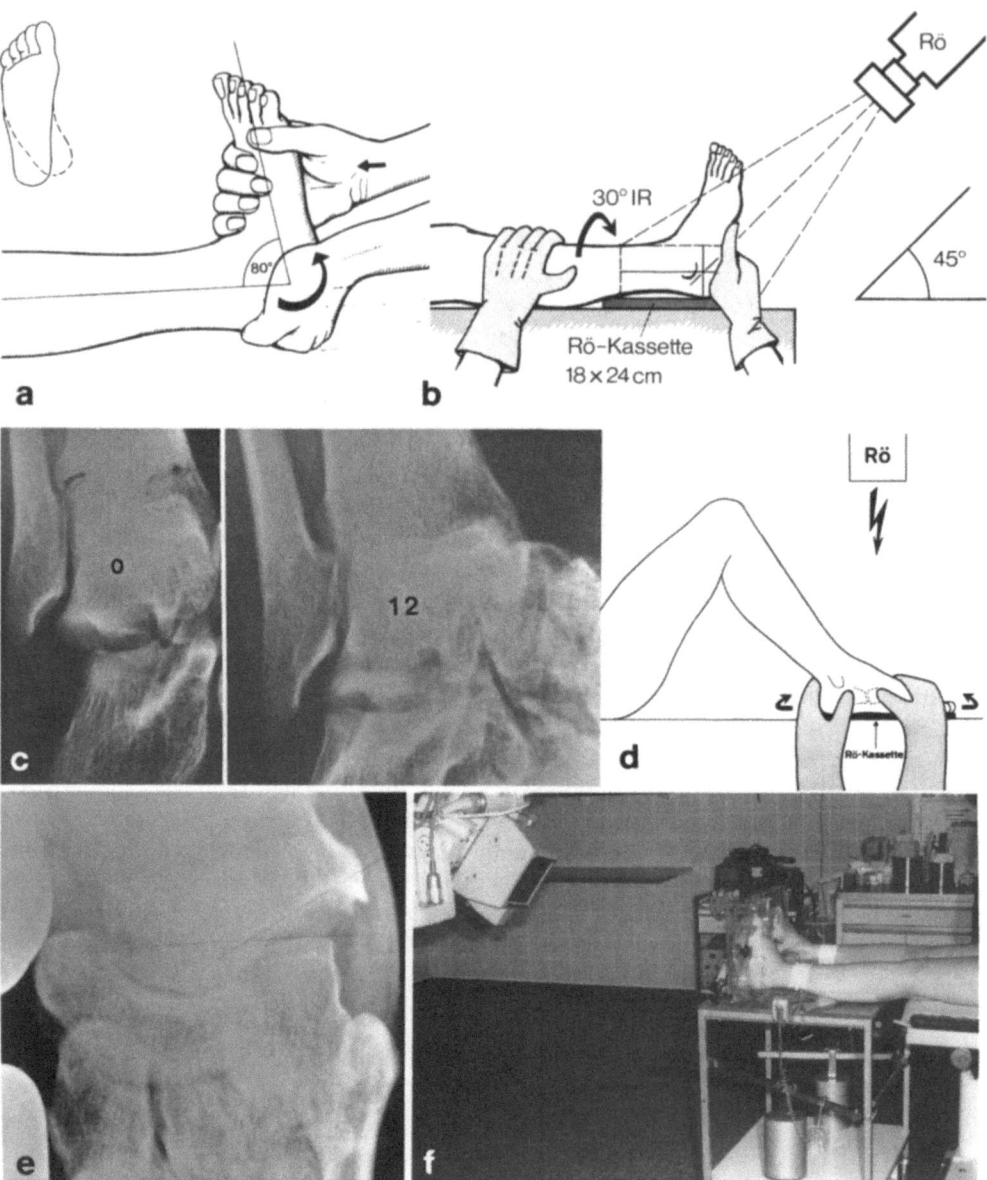

Abb. 1a–f. Klinische und radiologische Stabilitätsprüfung: **a** Bei der klinischen Prüfung der isolierten Instabilität im Subtalargelenk wird der Fuß maximal dorsal flektiert, so daß sich der Talus mit seiner breiteren Rolle in der Knöchelgabel fest einstellt, und ein vermehrtes mediales Abkippen des Fersenbeines bei Varusstreß erkennbar wird. **b** Röntgentechnik der gehaltenen Aufnahme des Subtalargelenkes (handgehalten). **c** Bei Instabilität des Subtalargelenkes shiftet der Calcaneus nach medial, eine talo-calcaneare Kippung wird sichtbar (*links*). Stabile Verhältnisse 12 Monate nach modifizierter Elmslie-Plastik (*rechts*). Werte der oberen Norm sind: 5 mm Medialverschiebung, 5° talo-calcaneare Kippung. **d** Röntgentechnik der gehaltenen Aufnahme vorderes USG (handgehalten). **e** Patient mit chronischer Instabilität im vorderen USG bei calcaneo-cuboidaler Kippung und bereits fortgeschrittener Arthrose. **f** neues Universalhaltegerät zur standardisierten Messung der Instabilität im OSG, hinteren und vorderen USG

Krankengut und Methodik

In der Unfallchirurgischen Klinik der Medizinischen Hochschule Hannover wurden von 1972–1986 insgesamt 347 rekonstruktive Eingriffe bei isolierter Instabilität des OSG durchgeführt (Tabelle 1), wobei seit 1981 zunehmend mehr Periostlappenplastiken und direkte Bandrekonstruktionen zugunsten der Tenodesetechnik angewandt wurden. Nach Einführung einer speziellen Röntgentechnik zur Erkennung der isolierten Instabilität im Subtalargelenk [13] wurden von 1981 bis 1986 insgesamt 37 Patienten mit isolierter Instabilität des hinteren unteren Sprunggelenkes (n = 19) und kombinierter Instabilität OSG/USG (n = 18) mit einer speziellen modifizierten Elmslie-Tenodese [15] operativ versorgt (Tabelle 2).

Das mittlere Alter der Patienten betrug zur Zeit der Operation 28 Jahre, das asymptomatische Intervall von der anzunehmenden Erst-Ruptur bis zur dynamischen Dekompensation und Operation betrug im Mittel 8 (0,5–16) Jahre, die mittlere Zeitspanne bei den Patienten, bei denen noch eine direkte Bandrekonstruktion am OSG möglich war, betrug 2 (0,5–6) Jahre.

Von den Patienten, die in der vorliegenden Studie auch zur Beurteilung der Sportfähigkeit kontrolliert wurden, waren 62% präoperativ nicht sportfähig, 38% nur bedingt, d. h. mit Tape-Verband oder Orthese.

Präoperativ wurden zur Operationsplanung klinische und radiologische Stabilitätsprüfungen vorgenommen (Abb. 1).

Das operative Procedere wurde, wie präoperativ geplant bzw. intraoperativ korrigiert, nach einem abgestuften Verfahrensplan (Abb. 2 f) durchgeführt, die verschiedene Op.-Techniken vorsieht (Abb. 2), welche früher beschrieben wurden [16, 18].

Die Nachbehandlung erfolgte bei allen rekonstruktiven oder bandplastischen Maßnahmen mit einer Ruhigstellung im Gehgipsverband für insgesamt 6 Wochen. Danach wurde das bereits präoperativ begonnene Muskeltraining mit Eigenreflexaufschulung wiederaufgenommen, zusätzlich eine laterale Schuhranderhöhung von 0,5 cm für 6 Monate rezeptiert.

Ergebnisse

Von den 129 Patienten, die im Mittel 5 Jahre postoperativ nach einem 100-Punkte-Schema [12] kontrolliert wurden, waren 79% der Patienten erst durch die Operation (im Mittel nach 1 Jahr), wieder voll sportfähig geworden, 12% bedingt sportfähig, nur 9% sportunfähig verblieben (Tabelle 3, 4). An Komplikationen konnten bei 129 bandplastischen Maßnahmen 2 tiefe Weichteilinfekte beobachtet werden, die nach radikalem Debridement zur Ausheilung kamen. Des weiteren wurden 2 Wundrandnekrosen beobachtet und 2 Hämatome revidiert. Eine Thrombose mit einer klinisch gut zu behandelnden Lungenembolie konnte nur in einem einzigen Fall gesehen werden.

100

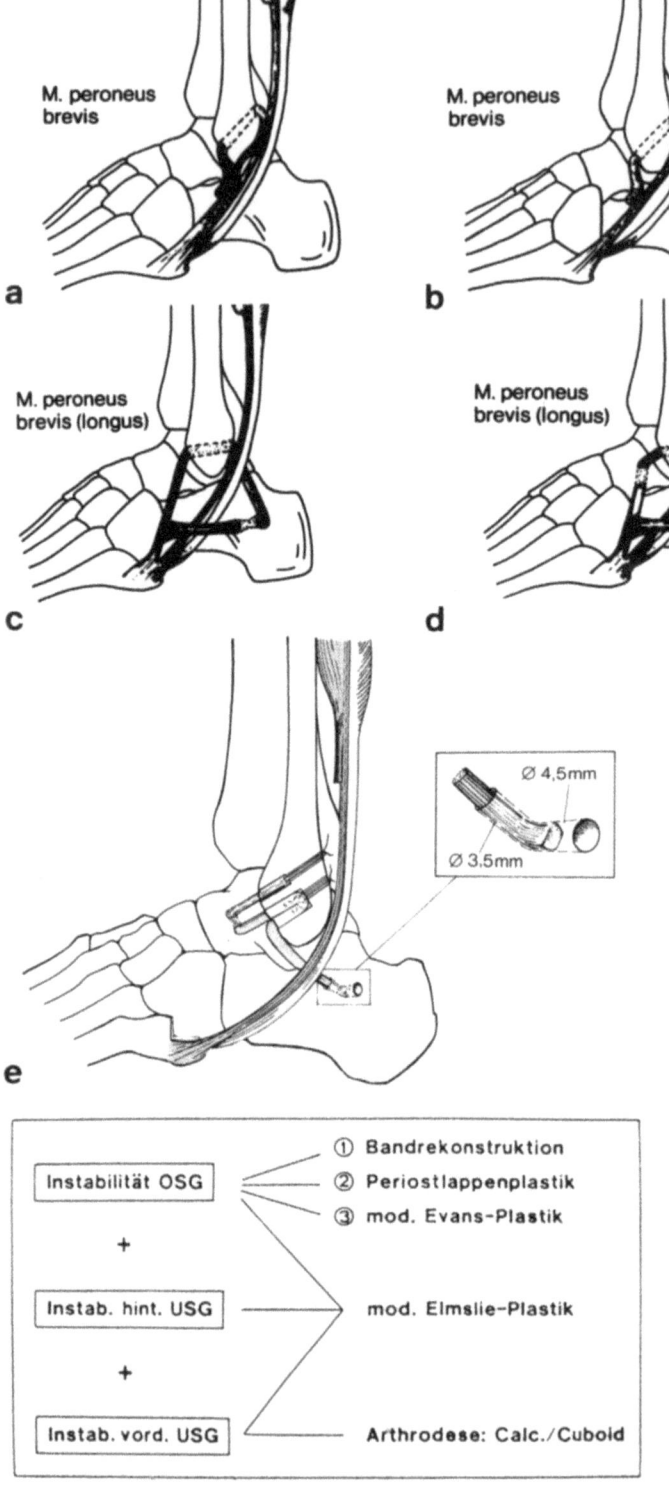

Abb. 2 a – f. Tenodese-Techniken. **a** modifizierte Evans-Plastik mit halber Peronäus-brevis Sehne. **b** Modifizierte Evans-Plastik mit Verwendung der gesamten Sehne. **c** Modifizierte Elmslie-Plastik bei isolierter Instabilität des Subtalargelenkes. **d** Modifizierte Elmslie-Plastik zur Stabilisierung des OSG und USG bei kombinierter Instabilität. **e** Anatomische Rekonstruktion des Ligamentum fibulo-calcaneare bei Verwendung der halben freien Peronäus brevis-Sehne mit Knochenblock von der Basis des 5. Mittelfußknochens. **f** abgestuftes Behandlungskonzept verschiedener Instabilitätsformen des oberen und/oder unteren Sprunggelenkes

Tabelle 3. Ergebnisse (n = 129) in der Gesamtbeurteilung nach einem 100 Punkte-Schema

Op-Methode	n	sehr gut	gut	befriedigend
mod. Evans	98	39	50	9
mod. Emslie	31	12	17	2

Tabelle 4. Sportunfähigkeit (n = 129) postoperativ bei gegebener Sportunfähigkeit präoperativ in 62% der Fälle bzw. bedingter Sportfähigkeit (Tape, Orthese) in 38%

Op-Methode	ja	bedingt	nein
mod. Evans	79%	12%	9%
mod. Elmslie	26/31	3/31	2/31

Ein Supinationsdefizit von 7,5 Grad im Mittel war nur bei 38% aller Patienten beobachtbar.

Diskussion

Die Auffassung verschiedener Autoren [1, 2, 4, 7, 9, 10, 11], daß die Tenodeseverfahren mit der Peronäus brevis oder -longus-Sehne als unphysiologisch abzulehnen seien, kann nach früheren Untersuchungen [12, 16] und den vorliegenden Ergebnissen nur eingeschränkt geteilt werden. Erhebliche Einbußen der Supination wie von Evans 1953 [6] beschrieben, konnten bei der Anwendung einer modifizierten Technik in diesem Ausmaß nicht gesehen werden. Eine mittlere Supinationseinbuße von 7,5° bei 38% aller Patienten stellte keine Einschränkung der Sportfähigkeit dar und wurde von den meisten Patienten nicht bewußt wahrgenommen. Eine Schwächung der Peronealmuskulatur konnte weder subjektiv von dem Patienten, noch klinisch-objektiv in keinem der Fälle gesehen werden, selbst wenn – wie in den ersten Behandlungsjahren durchgeführt – die vollständige Peronäus brevis-Sehne zur Tenodesetechnik verwandt wurde.

Die 9% befriedigenden Ergebnisse bzw. die 2 von 31 Patienten mit modifizierter Elmslie-Plastik am OSG/USG, die sich auch in den 9% bzw. 2 von 31 Patienten mit Sportunfähigkeit (Tab. 3 u. 4) wiederspiegeln, waren bedingt durch arthritische Beschwerden aufgrund der präoperativ langjährig bestehenden OSG-Instabilität, so daß der relative Mißerfolg nicht der operativen Methode, sondern der zu spät gestellten Indikation anzulasten war.

Als Nachteile der Tenodesetechniken können neben dem irrelevanten Supinationsdefizit eher eine erhöhte Komplikationsrate mit 2 tiefen Weichteilinfekten gelten, welche zwar nach radikalem Debridement zur Ausheilung kamen, aber bei direkt rekonstruktiven Eingriffen bzw. Perirostlappenplastiken (n = 213) nicht beobachtbar waren.

Wie früher dargestellt [16] lassen direkte Bandrekonstruktionen und Periostlappenplastiken nahezu keinerlei Supinationseinbußen erkennen, sind aber bei der radiologischen Stabilitätstestung geringfügiger instabil (7,1° Taluskippung, 5,2 mm Talusvorschub im Mittel) als die angewandte modifizierte Tenodetechnik, die in der Regel als mechanisch stabilste Methode gelten kann (3,3° Taluskippung, 4,8 mm Talusvorschub im Mittel).

Schlußfolgerungen

1. Eine *exakte praeoperative Differentialdiagnostik* zur Beurteilung der Instabilitätsform ist unerläßlich, da sie Grundbedingung für die oprative Planung ist und in die Patientenaufklärung mit einzubeziehen ist.
2. Ein *abgestuftes operatives Behandlungskonzept* hat sich sehr bewährt, da entsprechend der Instabilitätsform (OSG/USG), des Instabilitätsausmaßes oder der Instabilitätsdauer stets eine der Situation angepaßte operative Methode angewandt werden kann.
3. *Tenodese-Techniken sind heute nur selten notwendig* (ca. 5% aller Fälle). Die Vorteile liegen in der einfachen Methodik, dem erheblichen Stabilisationsgewinn und der Dauerhaftigkeit dieses Verfahrens. Die Nachteile zeigen sich in einer erhöhten Infektrate (2%) sowie in einem postoperativen Supinationsdefizit von 7,5° im Mittel bei 38% aller Fälle.

Zusammenfassung

1972 bis 1986 wurden in der Unfallchirurgischen Klinik der medizinischen Hochschule Hannover insgesamt 347 rekonstruktive Bandoperationen am oberen Sprunggelenk durchgeführt, davon 124 als modifizierte Evans-Plastik. Im Zeitraum 1981 bis 1986 wurden 37 Patienten mit isolierter Instabilität des Subtalargelenkes bzw. bei kombinierter Instabilität des OSG/USG mit einer modifizierten Elmslie-Plastik versorgt. 79% der kontrollierten Patienten (im Mittel 5 Jahre postoperativ) mit modifizierter Evans-Tenodese und 26 von 31 untersuchten Patienten mit modifizierter Elmslie-Plastik wurden erst durch den operativen Eingriff wieder sportfähig, 12% (bzw. 3/31) nur bedingt und 9% (bzw. 2/31) nicht sportfähig. Die Ursache der weniger erfolgreichen Ergebnisse lag nicht in einer relevanten Supinationseinbuße, sondern in arthritischen Beschwerden aufgrund der bereits präoperativ jahrelang bestehenden Instabilität (Arthrose Grad II nach Bargon). Eine gewisse Selektion dieses Patientengutes war dadurch gegeben, daß bei der Indikationsstellung der chronischen ALRI-OSG seit 1981 eine Tenodesetechnik nur dann angewandt wurde, wenn beide Bänder völlig insuffizient und nicht rekonstruierbar waren, eine langjährige Anamnese und/oder eine erhebliche mechanische Instabilität bestand. Verfahren der ersten Wahl, wie die direkte Bandrekonstruktion, sind erfahrungsgemäß nur bei kurz- oder mittelfristiger Anamnese möglich (im Mittel 2 Jahre), Verfahren der zweiten Wahl, wie die gedoppelte Periostlappenplastik, kommen nur zum Einsatz, wenn nur eines der beiden Bänder (FTA oder FC) ersetzt werden muß. Für kombinierte Instabilitäten des OSG/USG bzw. bei isolierter Instabilität des USG sind bandrekonstruktive Techniken nicht möglich. Patienten mit diesem Krankheitsbild weisen häufig eine lange Phase der Instabilität auf, da die Entität dieser Instabilitätsform wenig bekannt ist, oftmals verkannt und meist frustran konservativ vorbehandelt ist. Als

Nachteil der Tenodese-Technik muß eine etwas erhöhte Komplikationsrate gegenüber anderen bandrekonstruktiven Eingriffen angesehen werden, als Vorteil die dauerhafte mechanisch hohe Stabilität mit ebenfalls hoher Rückgewinnungsrate der Sportfähigkeit (79%). Eine neue Operationsmethode [18] und ein neues Universalhaltegerät [18] erweitern das diagnostische und operative Spektrum.

Literatur

1. Blanchet A (1974) La réfection capsulo-ligamentaire dans les instabilités chroniques de la tibiotarsienne. Rev Chir Orthop [Suppl II] 61: 175
2. Broström L (1966) Sprained ankles. IV. Surgical treatment of "chronic" ligament ruptures. Acta Chir Scand 132: 551
3. Dehne E (1933) Die Klinik der frischen und habituellen Adduktionssupinationsdistorsion des Fußes. Dtsch Z Chir 242: 40
4. Duquennoy A, Decoulx J, Bouretz JC (1972) Les lesions ligamentaires du cou-de-pied. Acta Orthop Belg 38: 672
5. Erikkson E (1981) Diskussionsbemerkung: International Course on Treatment of Ski Injuries. Bormio, Italy, 5.–7. 6. 1981
6. Evans DL (1953) Recurrent instability of the ankle – a method of surgical treatment. Proc Roy Soc Med 46: 343
7. Kuner EH (1978) Der gestielte Periostzügel als Möglichkeit des Außenbandersatzes. In: Hefte Unfallheilkd, 133. Springer, Berlin Heidelberg New York, S. 191
8. Moehring P (1916) Ein Fall von habitueller Luxatio pedis. Monatsschr Unfallheilkunde 23: 41
9. Paar O, Riel KA (1983 b) Eine eigene Methode zur Therapie der chronisch-fibularen Bandinsuffizienz. Unfallheilkunde 4: 187
10. Rehm KE, Momberg W (1984) Vergleichende Untersuchung von Bandplastiken am oberen Sprunggelenk. In: Hackenbroch MM, Refior HJ, Jäger M, Plitz W (Hrsg) Funktionelle Anatomie und Pathomechanik des Sprunggelenkes. Thieme, Stuttgart New York, S. 152
11. Wirth CJ (1978) Biomechanische Aspekte der fibularen Bandplastik. In: Hefte Unfallheilkd, 133. Springer, Berlin Heidelberg New York, S. 148
12. Zwipp H, Oestern HJ (1981) Ergebnisse einer Muskelaktivierten M. peroneus brevis-Platik. Akt Traumatol 11: 185
13. Zwipp H, Tscherne H (1982) Die radiologische Diagnostik der Rotationsinstabilität im hinteren unteren Sprunggelenk. Unfallheilkunde 85: 494
14. Zwipp H, Oestern HJ (1983) Die Bandrekonstruktion am oberen Sprunggelenk. In: Rahmanzadeh R, Faensen M (Hrsg) Bandverletzungen am Schulter-, Knie- und Sprunggelenk. Schmetzor, Konstanz
15. Zwip H, Tscherne H (1984) Zur Behandlung der chronischen Rotationsinstabilität im hinteren unteren Sprunggelenk. Unfallheilkunde 87: 196–200
16. Zwipp H, Tscherne H (1984) Zur Behandlung der chronischen antero-lateralen Instabilität des oberen Sprunggelenkes: Direkte Bandrekonstruktion – Periostlappenplastik – Tenodese. Unfallheilkunde 87: 405
17. Zwipp H, Krettek CH (1986) Diagnostik und Therapie der akuten und chronischen Bandinstabilität des unteren Sprunggelenkes. Orthopäde 15: 472–478
18. Zwipp H (1989) Neue Trends in Diagnostik und Therapie von Gelenkbinnen- und Bandverletzungen am Sprunggenlenk. Heftereihe zur Unfallmedizinischen Tagung, Hannover 29. und 30. 4. 1988 (im Druck)

Arthroskopische Chirurgie bei der chronischen Instabilität des oberen Sprunggelenks

Th. Tiling

II. Chirurg. Lehrstuhl der Universität Köln am Klinikum Köln-Merheim
Ostmerheimerstr. 200, D-5000 Köln 91

Einleitung

Die erste Arthroskopie des oberen Sprunggelenks wurde 1939 von K. Takagi durchgeführt, nachdem M. S. Burman noch 1931 angab: "This joint is not suitable for arthroscopy." Im Gegensatz zur Kniegelenksarthroskopie ist der großzügige Einsatz der diagnostischen Arthroskopie am oberen Sprunggelenk heute umstritten, da durch Röntgenübersichtsaufnahmen, Zielaufnahmen, gehaltene Aufnahmen, Schichtaufnahmen und die Computertomographie arthrotische Veränderungen, die Osteochondrosis dissecans, die akute und chronische Instabilität und die osteochondrale Fraktur sicher ohne Arthroskopie abgeklärt werden können. Durch die Entwicklung einer geeigneten arthroskopischen Operationstechnik und spezieller Instrumente ergibt sich jedoch heute die Möglichkeit auch größere operative Eingriffe am oberen Sprunggelenk arthroskopisch durchzuführen.

Indikation

Nach einer Instabilitätsverletzung des oberen Sprunggelenks kommt es bei konsequenter operativer oder konservativer Behandlung nur selten zum klinischen Bild der chronischen Instabilität mit gehäuften Wegknickereignissen im täglichen Leben. Verbleibt eine Instabilität wird diese meist musculär kompensiert. Kann trotz musculären Aufbautrainings bei dem führenden Symptom wiederholter Wegknickereignisse eine ausreichende Stabilität nicht erreicht werden, ergibt sich die Indikation zur Außenbandplastik.

Häufiger klagen Patienten jedoch nach einer erlittenen Instabilitätsverletzung über persistierende Schmerzen, eine chronische Schwellneigung oder eine verbliebene endgradige Bewegungseinschränkung. Insbesondere bei Kontakt- und Springsportarten kommt es nach gelegentlichen Wegknickereignissen zu solchen peristierenden Schmerzen, wobei sich klinisch eine Schwellung des Kapselapparates mit einem Druckschmerz über dem anteromedialen und anterolateralen Gelenkspalt findet. Röntgenologische Befunde sind dann eine Exophytose an der Tibiavorderkante sowie zipfelige Ausziehungen am Innen- und Außenknöchel und Verkalkungen des inneren und äußeren Bandapparates. Stehen im Vordergrund nicht die chronische Instabilität sondern die persistierenden Beschwerden mit Schwellneigung, Verdickung der Gelenkkapsel und Schmerzhaftigkeit unter sportlicher Belastung, sehen wir eine Indikation zur diagnostischen und operativen Arthroskopie des oberen Sprunggelenks. Weiterhin besteht die Indikation bei nachgewiesenem freien Gelenkkörper, einer Osteochondrosis dissecans oder osteochondralen Fraktur.

Hefte zur Unfallheilkunde, Heft 204
L. Gotzen/F. Baumgaertel (Hrsg.)
© Springer-Verlag Berlin Heidelberg 1989

Arthroskopische Technik

Wir führen die Arthroskopie des oberen Sprunggelenks in Vollnarkose oder Regionalanästhesie in Blutleere durch. Nach Rasur, Desinfektion und steriler Abdeckung wird die Beinplatte des zu operierenden Fußgelenks auf den Schoß des sitzenden Arthroskopeurs um 30° abgesenkt. Der Assistent sitzt neben dem Operateur.

Routinemäßig verwenden wir die anteromediale und anterolaterale Porta. Zusätzlich kann ein anterozentraler sowie ein posterolateraler Zugang und in Ausnahmefällen ein posteromedialer Zugang gewählt werden. Gefährdete Strukturen dieser Zugänge sind beim anterolateralen Zugang der N. peroneus superficialis, beim anteromedialen Zugang die V. saphena und N. saphenus, beim anterozentralen Zugang die A. dorslis pedis und beim posterolateralen Zugang der N. suralis. Der posteromediale Zugang sollte wegen der Verletzungsgefahr der A. und des N. tibialis anterior vermieden werden. Auch können die Strecksehnen über dem Fußrücken verletzt werden. Eine Verletzung der genannten Strukturen kann durch eine besondere Operationstechnik bei der Anlage der portae vermieden werden.

Das obere Sprunggelenk wird zunächst im anteromedialen Gelenkwinkel punktiert und maximal mit Ringerlösung aufgefüllt. Am prallgefüllten Gelenk wird anterolateral nur die Haut in Längsrichtung mit einem 11er-Stichskalpell incidiert. Die tieferen Schichten vor dem Gelenk werden dann mit einem kleinen Klämmchen stumpf auseinandergedrängt und zum Schluß die Synovialis ebenfalls stumpf perforiert und der Kanal ausgeweitet. Es kann dann ohne Gewalt die Arthroskopiehülse mit dem stumpfen Trokar in das Gelenk in Richtung auf den anteromedialen Gelenkwinkel eingeführt werden. Wir verwenden routinemäßig nur das 4 mm Arthroskop. Nach Einführen der Optik wird das Gelenk über die Trokarhülse mit Ringerlösung distendiert. Mit einer Einer-Nadel wird dann der anteromediale Zugang ausgelotet, wobei der Verlauf der V. saphena oder ihr Nebenast durch die Translumination deutlich ausgemacht werden kann. Die Einer-Nadel wird so geführt, daß ihre Stichrichtung parallel zum Gelenkspalt und zur Vorderkante des Talus zu liegen kommt. Es erfolgt dann wiederum die Stichincision der Haut mit dem 11er-Skalpell und die stumpfe Eröffnung der Porta. Über diesen zweiten Zugang wird nun nach Ausspülen synovaler Gelenkflüssigkeit der Untersuchungshacken eingeführt. Zur Spiegelung wird routinemäßig eine 30° und eine 70° Optik verwandt. Durch Zug des Assistenten an der Ferse kann bei der chronischen Instabilität des oberen Sprunggelenks fast immer eine ausreichende Distraktion und damit Einsicht in den subtibialen Gelenkraum gewonnen werden. Findet sich eine größere tibiale Kantenexophytose, kann diese die Einsicht in den subtibialen Raum verhindern. Nach Entfernung dieser Kantenexophytose erreicht man dann fast immer einen Überblick. Wir führen deshalb nicht routinemäßig die Distraktion des oberen Sprunggelenks mit einem Fixateur durch. Sollte dies einmal notwendig werden, wird eine Schanzsche Schraube in die laterale tibia und den calcaneus eingebracht und über einen Distraktor unter arthroskopischer Sicht das Gelenk 4 bis 7 mm distendiert.

Arthroskopische Operation

Die Arthroskopie beginnt mit der Inspektion des vorderen Gelenkraums. Hier findet sich meist eine lokale oder diffuse Synovialitis. Nach vorangegangenen Operationen oder bei erheblichen Einsteifungen kann der vordere Gelenkraum weitgehend verlötet sein. Es wird zunächst dann die partielle oder totale Synovektomie des vorderen Gelenkraums mit dem Shaver durchgeführt, wobei sowohl der small joint Ansatz als auch der normale 3,5 mm Shaver zum Einsatz kommen kann. Synoviale Zotten und eine Pannusbildung finden sich insbesondere zwischen talus und Innenknöchel sowie im anteromedidalen Gelenkeck als Meniscoid aber auch zwischen Außenknöchel und lateraler Taluskante sowie im anterolateralen Gelenkeck unterhalb der Syndesmose. Diese synovialen Zottenbildungen, Pannusbildungen und Meniscoide werden mit dem Shaver entfernt. Zwischen Innenknöchel und Talus sowie Außenknöchel und Talus finden sich auch gestielte verknöcherte Gelenkkörper, die mit der small joint Stanze abgetrennt und dann mit der Faßzange extrahiert werden. Eine ventrale Kantenexophytose halten wir für operationsnotwendig, wenn sich Schleifspuren dieser Exophytose an der korrespondierenden Talus-Gelenkfläche finden oder wenn diese Exophytose bei der Fußflexion die Gelenkbeweglichkeit limitiert. Ebenfalls werden Talusexophytosen abgetragen.

Zur Behandlung der tibialen Kantenexophytose verwenden wir kleine Kahnbeinmeißel, die über die anteromediale und anterolaterale porta eingeführt werden. Wir halten diese Technik für schonender als die Verwendung des Abrasionsinstrumentariums. Kleinere Extophyten können im Ganzen unter arthroskopischer Sicht abgemeißelt und extrahiert werden, größere Exophytosen werden schrittweise entfernt, da sonst die Porta zu groß gewählt werden muß, und so zusätzlich die Gefahr einer Nervenläsion besteht und das Gelenk aufgrund des beständigen Wasseraustritts kollabiert. Die Gelenkkante wird dann mit dem Abrasionsinstrumentarium oder mit einer Stanze geglättet. Es erfolgt dann die erneute sorgfältige Inspektion des Gelenkraums unter Abtastung des Innenbandes und Identifizierung des Ausmaßes der lateralen Kapselverletzung und die dynamische Stabilitätsuntersuchung. Einklemmende Bandstümpfe konnten wir nicht beobachten. Freie Gelenkkörper werden extrahiert, ebenfalls chondrale oder osteochondrale Fragmente, die nicht refixierbar sind. Besondere Sorgfalt ist auf die Inspektion des subtibialen Raums zu legen. Neben der Betrachtung mit der 70° Optik und wiederholtem Ausspülen dieses Gelenkraums hat sich die manuelle Austastung mit einem gebogenen weichen Haken bewährt. Dabei können nicht nur die Knorpelflächen abgetastet und instabile Knorpelareale und Erweichungen identifiziert werden. Instabile Knorpellappen werden mit der Stanze abgetragen. Vom anteromedialen Zugang wird zum Schluß die Syndesmose betrachtet und mit einem vom anterolateralen Zugang eingebrachten Haken ihre Stabilität geprüft.

Ist einmal die Inspektion des dorsalen Gelenkraums wegen unklarer Schmerzen oder eines nicht nach ventral mobilisierbaren Gelenkkörpers erforderlich, so erfolgt unter Sicht die Auslotung des posterolateralen Zugangs mit der Nadel und dann wiederum nur nach Stichincision der Haut die stumpfe Präparation der Porta. Mit demselben oder einem zweiten Arthroskop kann dann der hintere Gelenkraum inspiziert werden und in seltenen Fällen einmal über eine anteromediale Porta zusätzlich das Operationsinstrumentarium zur Entfernung eines Gelenkkörpers, zur Synovektomie oder zur Exophytosenabtragung eingebracht werden.

Wir legen routinemäßig unter Sicht eine 10er Redondrainage in das Gelenk ein, und nach Verschluß der Incision durch Einzelknopfnähte wird das Fußgelenk fest gewickelt. Die funktionelle Behandlung und Kryotherapie beginnt postoperativ. Der Belastungsbeginn ist abhängig vom postoperativen Schwellungszustand, wobei wir eine frühe Belastung des Fußgelenks unter Stockhilfe anstreben.

Komplikationen

Bei 35 operativen Arthroskopien nach einer Instabilitätsverletzung des oberen Sprunggelenks sahen wir zwei temporäre Parästhesien im Bereich des N. peroneus superficialis.
Zu diesem Zeitpunkt führten wir die Incision der Porta noch bis auf die Synovialis mit
dem Skalpell durch. Durch Änderung der Technik mit stumpfer Präparation der Porta
haben wir keine Irritationen mehr beobachtet. Weiterhin sahen wir eine stärkere Nach-
blutung, die über die Drainage jedoch abgesaugt wurde und unter Kompression persi-
stierte. Die Gefahr einer längeren postoperativen Blutung besteht, wenn nicht nur die
ventrale Synovialis sondern bei stärkerer postoperativer Pannusbildung die ventrale
Kapsel zu weit reseziert wurde oder wenn bei Anlage der anteromediale Porta die Vene
langstreckig eröffnet wird. Diese Komplikation kann durch Illumination der anteromedialen Porta vermieden werden. Bei den Sportlern mit Schmerzen und Sportunfähigkeit
nach konservativer oder operativer Behandlung einer oberen Sprunggelenkinstabilität
konnte durch die Entfernung freier Gelenkkörper, Exophytenabtragung, Synovialekto-
mie und Gelenkdebridement die Sportfähigkeit durch den arthroskopischen Eingriff
immer erreicht werden.

Funktionelles musculäres Aufbautraining nach Sprunggelenksverletzungen

R. Gebel

Fa. Sporeg, Strahlenberger Straße 105, D-6050 Offenbach

Modifizierte Trainingsmethoden und die damit verbundenen Belastungsparameter sind ausschlaggebend für das Erreichen von sportlichen Höchstleistungen. Training und Wettkampf stellen somit hohe Anforderungen an den Stütz- und Bewegungsapparat der Sportler. Davon betroffen ist auch über die aufnehmenden Stoß- und Druckbelastungen das an der Bewegungskoordination beteiligte komplizierte Sprunggelenk.

Kommt es durch extreme Belastungen zu Bandverletzungen im Sprunggelenk, so besteht die Notwendigkeit nach erfolgter Operation den funktionellen Zustand der unteren Extremität und deren Leistungsfähigkeit wie vor der Verletzung wiederzuerlangen. Neben einer exakten Diagnose der entsprechend sich anschließenden Operation, stellt die postoperative Rehabilitationsphase für die Wiedererlangung der Funktion im Sprunggelenk einen wichtigen Abschnitt dar.

Die zeitlich begrenzte Gipsruhigstellung hat für das Gelenk wie auch für den gesamten Organismus erhebliche nicht erwünschte Nebenwirkungen. Diese sind:

- Bewegungseinschränkungen des Gelenks,
- Verlust der Muskelkraft und der Muskelausdauer,
- Koordinationsstörungen innerhalb der Muskulatur,
- Auftreten eines Entlastungssyndroms,
- Zunahme von Körpergewicht.

Aufgrund dieser Begleitumstände sollte nach guten operativen Ergebnissen die postoperative Phase möglichst kurz gehalten werden, um eine Wiederherstellung zu beginnen. Die Behandlungsinhalte in der postoperativen Phase setzen sich aus krankengymnastischen Behandlungstechniken zusammen. Die Schwerpunkte sind die frühzeitige Mobilisation, isometrische Kontraktion wie auch eine frühzeitig dosierte Gehbelastung. Im Anschluß an die postoperative Phase erfolgt das funktionelle musculäre Aufbautraining.

Funktionelles musculäres Aufbautraining

Da es sich beim Aufbautraining um eine Besonderheit bisheriger Trainingsformen handelt, besteht die Notwendigkeit, diese Spezifik besonders zu kennzeichnen.

Definition des Aufbautrainings:

- Aufbautraining ist ein individuelles, dosiertes organisch wie auch musculäres Belastungstraining nach Verletzungen. Es basiert auf der Grundlage der Trainingslehre und setzt unmittelbar nach der postoperativen Phase ein.

Hefte zur Unfallheilkunde, Heft 204
L. Gotzen/F. Baumgaertel (Hrsg.)
© Springer-Verlag Berlin Heidelberg 1989

- Die Belastungsdosierung ist abhängig vom aktuellen Gesundheitszustand. Der Belastungsgrad steigt mit zunehmender Belastungsfähigkeit bezogen auf die jeweiligen Handlungs- bzw. Bewegungsmuster an.
- Die Trainingsinhalte und -formen sind abhängig von der Verletzungsart und vom Verletzungsgrad des geschädigten Bereiches.
- Das Aufbautraining bezieht sich nicht nur auf den verletzten Bereich, sondern durch Einbeziehung komplexer Trainingsformen auf den gesamten Körper.
- Das Aufbautraining ist beendet, wenn eine völlige Rehabilitation bezogen auf die sportliche Belastbarkeit in der jeweiligen Sportart anhand der leistungsdeterminierenden Faktoren vorliegt.
- Aufbautraining kann ebenso als Präventivmaßnahme absolviert werden (vgl. Ehrich/Gebel, Aufbautraining nach Sportverletzungen, 1988).

Sobald die klinische Phase und die postoperative Phase beendet sind, beginnen die 4 Phasen des Aufbautrainings mit ihren unterschiedlichen Trainingszielen. Je nach ärztlichem Befund erarbeitet der Rehabilitationstrainer das individuelle Behandlungsprogramm, in dem die Belastungsparameter gezielt auf den aktuellen Gesundheitszustand des Sportlers abgestimmt werden. In der Gesamtbehandlungsphase besteht weiterhin ein enger fachlicher Kontakt zum behandelnden Arzt, dem Krankengymnasten sowie dem Phisiotherapeuten, um Informationen über den aktuellen Gesundheitszustand auszutauschen. Das Aufbautraining besteht aus 4 Phasen mit folgenden Trainingszielen:

1. Phase:

Musculäres Mobilisationstraining
- Abbau der Muskelatrophie
- Veränderung der Muskelstruktur
- Verbesserung der Muskelkraft und allgemeiner Beweglichkeit
- Entwicklung der Koordination
- Anpassung an Kreislaufbelastungen

2. Phase:

Stabilisierung der Muskulatur
- Verbesserung der Ausdauer
- Verbesserung der Kraftausdauer
- Verbesserung der Koordination und Beweglichkeit
- Verbesserung des Kreislaufpotentials

3. Phase:

Funktionelles Muskeltraining
- Ökonomisierung des Bewegungsablaufes
- Verbesserung der Beweglichkeit, Gewandtheit und Geschicklichkeit
- Erlernen sportartspezifischer Teilbewegungsmuster
- Verbesserung der Reaktionsschnelligkeit
- Weitere Verbesserung des Kreislaufpotentials
- Verbesserung der Muskelkraft
- Umsetzen des Muskelpotentials in Bewegungsabläufe

– Ideomotorisches Training
– Psychische Vorbereitung auf Laufbelastungen

4. Phase:

Muskelbelastungstraining/Simulationstraining
– Verbesserung der Kraft, Ausdauer und Schnelligkeit
– Verbesserung der Reaktionsschnelligkeit
– Volle Belastbarkeit ohne jegliche Einschränkung
– Abschlußtests

Die am Aufbautraining beteiligten Personen wie die spezifischen Merkmale der 4 Phasen werden durch die Abb. 1 verdeutlicht.

Das Umsetzen der Behandlungsmethoden der einzelnen Phasen in Verbindung mit den Bewegungsparametern und der notwendigen Reizdosierung erfordert bestimmte Voraussetzungen zur Optimierung des Heilungsprozesses. Diese stellen sich in den Grundsätzen des Aufbautrainings dar.

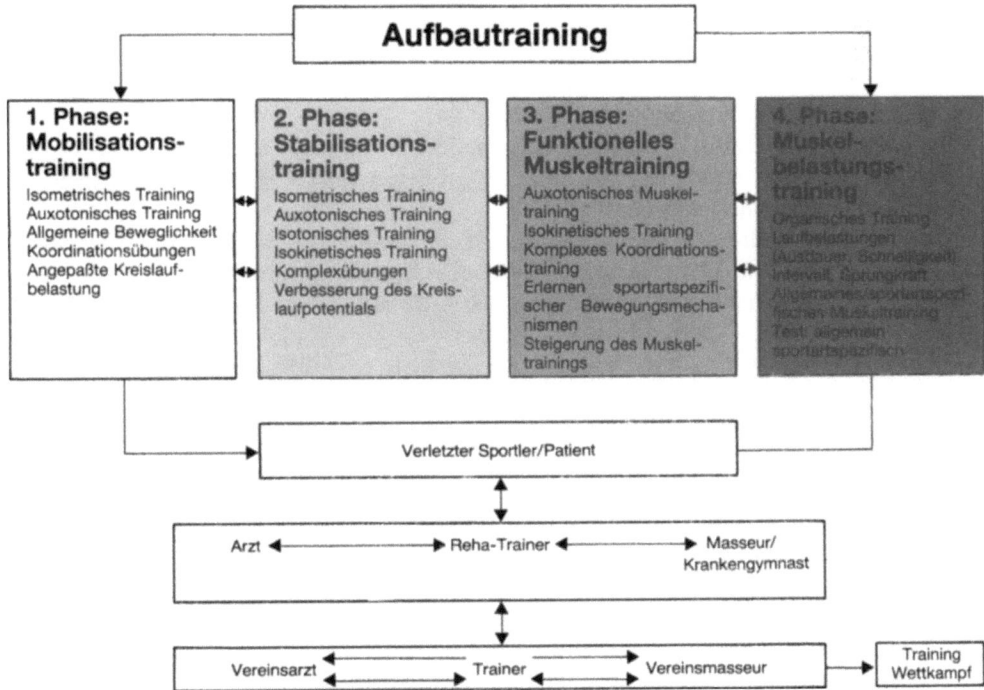

Abb. 1. Darstellung der verschiedenen Phasen des Aufbautrainings nach Verletzungen sowie die am Aufbautraining sowohl mittelbar als auch unmittelbar beteiligten Personen. (Vgl. Ehrich/Gebel, Aufbautraining nach Sportverletzungen, 1988)

Grundsätze des Aufbautrainings

– Aufbautraining ist kein normales Belastungstraining. Vielmehr geht es hierbei um die Durchführung dosierter individueller Belastungsformen der bereits beschriebenen Phasen. Dabei darf nicht die Tatsache im Mittelpunkt stehen, zum schnellstmöglichen Zeitpunkt wieder „fit" zu sein, sondern die Überlegung, Verletzungen vollständig auszukurieren. Es sollen musculär wie organisch die Werte erreicht werden, die eine optimale sportliche Belastungsfähigkeit zulassen.

– Aufbautraining ist eine zielgerichtete Behandlungsmethode, bei der der Patient/Sportler die Trainingsformen selbst aktiv ausführt. Teilweise werden sportartspezifische Bewegungen simuliert, um den Trainingsrückstand weiter zu reduzieren. Die erzielten Ergebnisse sind jederzeit überprüfbar und erlauben somit Rückschlüsse auf das bereits durchgeführte Training.

– Der Trainingsplan muß anhand der täglichen Belastung (einmaliges oder mehrmaliges Training) individuell ausgerichtet werden, wobei jeweils nach einer Woche die Belastungsparameter sowie die Trainingsinhalte und -formen einer teilweisen Änderung unterliegen müssen. Die Diagnose des Arztes sowie Messungen des Muskelumfanges und Kraftzuwachses bilden die Grundlage neuer Überlegungen.

– Die Übungsauswahl muß so erfolgen, daß sich der Muskel durch den ansteigenden Trainingsumfang und die Trainingsintensität gezielt aufbaut. Eine zu starke Belastung führt zu einer schnellen musculären Ermüdung, so daß das Ziel der jeweiligen Trainingseinheit nicht erreicht werden kann.

– Regelmäßiges Training bedeutet eine schnellere Anpassung an weitere Belastungsparameter. Trainiert der Patient/Sportler in größeren zeitlichen Abständen, so ist nur bedingt eine Wirkung spürbar.

– Die Belastung sollte pro Trainingseinheit einen zeitlichen Umfang von 60 bis 90 min nicht überschreiten. Dabei ist die individuelle Betreuung durch den Rehabilitationstrainer vom ersten bis zum letzten Tag des Aufbautrainings für ein erfolgreiches Ergebnis notwendig.

– Aufbautraining wird teilweise mit und teilweise ohne spezifische Geräte durchgeführt. Bei den Geräten handelt es sich um zusätzliche Hilfsmittel, die funktionsgerecht bei speziellen Verletzungsbereichen einsetzbar sind. Dabei ist die Belastungsdosierung eine entscheidende Variable auf dem Weg zur völligen Rehabilitation.

– Im Rahmen des individuellen Trainingsprogramms des Aufbautrainings sollte neben dem eigentlichen Verletzungsbereich auf die Komplexität des gesamten Bewegungsapparates berücksichtigt werden.

– Das Trainingsprogramm soll den Patienten/Sportler mobilisieren und ihn motivational anregen. Ist er physisch und psychisch ermüdet, sollte das Training beendet werden. Die weiteren Trainingseinheiten sind dann zeitlich so zu planen, daß eine völlige Regeneration der belasteten (trainierten) Körperteile gewährleistet ist.

– Werden spezielle Bewegungsabläufe simuliert, so muß der Patient/Sportler völlig konzentriert den Handlungsablauf durchdenken, um den Anforderungen gerecht zu werden. Die Automatisierung von Bewegungen setzt einen Lernprozeß voraus, bei dem die Lernschritte vom Einfachen zum Komplexen erfolgen müssen. Die Lern- bzw. Trainingsfortschritte sind abhängig von der Anzahl der Trainingseinheiten und dem zeitlichem Umfang.

– Absolviert der Patient/Sportler am Tag zwei Trainingseinheiten von 60 bis 90 min mit integrierter Laufbelastung, so ist ein Wechsel zwischen Muskeltraining und Lauftraining ratsam. Die Pause zwischen den Trainingseinheiten sollte ca. 6 bis 7 h betragen.
– Parallel zum täglichen Training muß die physiotherapeutische Behandlung durchgeführt werden. Sie ist ein wesentlicher Faktor zur Verkürzung der Regenerationszeit.

Ziel des Aufbautrainings sprunggelenkverletzter Sportler, ob operativ oder konservativ versorgt, ist es, über die Wiedererlangung des funktionellen Zustandes der unteren Extremität die Leistungsvoraussetzung wie vor der Operation herzustellen. Deshalb ist es notwendig, neben der Verbesserung der Mobilisation auch die vorhandene Atrophie und das damit verbundene Kraftdefizit zu beseitigen. Erst wenn annähernd ein Kraftausgleich zwischen der gesunden und der verletzten Seite vorliegt, kann von einem abgeschlossenen Wiederherstellungsprozeß gesprochen werden. Zur Messung der Kraftdefizite und zur Gewinnung von objektiven Daten, ist es notwendig, neben der traditionellen Muskelumfangsmessung computergesteuerte Trainings- und Diagnosegeräte einzusetzen. Hier werden unmittelbar im Anschluß an die postoperative Phase erste Muskelkraftmessungen durchgeführt.

Rahmentrainingsplan für Sprunggelenkverletzungen nach Bandrupturen

Einige Besonderheiten des musculären Aufbautrainings sind nach operativer Versorgung von Bandrupturen des Sprunggelenkes in den Phasen 1 bis 3 zu beachten.

1. Phase

Nach Gipsabnahme sind solche Übungen zu vermeiden, die ein Abknicken oder Verdrehen des Fußes auslösen. Ebenso sollte keine Druckbelastung (Stauchung) auf das Sprunggelenk ausgeübt werden. Aktive Übungen für die Plantar- und Dorsalflektion sollten absolviert werden, wobei sich der Kraftansatzpunkt oberhalb des Sprunggelenks befinden muß.
Zur Entwicklung der organischen Ausdauer sollte in allen Phasen des Aufbautrainings das Fahrradergometer eingesetzt werden.

2. Phase

Es sind Übungen für die Plantar- und Dorsalflexion gegen leichte bis mittlere Widerstände zu absolvieren. Der Einsatz von Geräten kann in dieser Phase beginnen (z. B. Gelenk-Tester, 4 bis 6 Wochen nach der Operation, Sporeg-Matte), wobei die Streckung des Beines mit Kraftansatzpunkt über der Ferse im Vordergrund steht.

3. Phase

Die organische Ausdauer muß mit Hilfe des Fahrradergometers weiter verbessert werden. In dieser Phase (6 bis 8 Wochen nach der Operation) wird mit einer Belastung von 1,5 bis 2,5 Watt/kg Körpergewicht trainiert. Aktive Übungen für die Supination und Pronation gegen Widerstand werden unter Einsatz von Geräten durchgeführt.

Aufbautraining nach Sprunggelenkverletzungen

1. Phase: Mobilisationstraining

Trainingsziele	Trainingsformen	Trainingsmethoden	Trainingsumfänge	Trainingsmittel
Vorbeugung eines Entlastungssyndroms	Radfahren (siehe Tab. 24)	Isometrie	Täglich 2mal 60 Minuten	Sprossenwand
Bewegungsmobilisation des Sprunggelenkes	Komplexgymnastik	Muskelausdauertraining	Eisbehandlung 2mal 20 Minuten	Sporeg-Matte
Wiederherstellung der Gelenkstabilität	Spezifische Bewegungsübungen für das Sprunggelenk	Übungen mit Handfixierung		Fahrradergometer
Aktivierung und Muskelaufbau der Wade	Dehnungsübungen Aktive Übungen für Plantar- und Dorsalflexion	Auxotonisches Muskeltraining		Auxo-Trainer
Kreislaufbelastung	Übungen mit Handfixierung	Organisches Kreislauftraining		Isokinetische Diagnose- und Trainingsgeräte

2. Phase: Stabilisationstraining

Trainingsziele	Trainingsformen	Trainingsmethoden	Trainingsumfänge	Trainingsmittel
Wiedererlangung der Flexibilität im Sprunggelenk	Radfahren (siehe Tab. 24)	Isometrie	Täglich 2mal 60 bis 70 Minuten	Sprossenwand
Verstärkte Bewegungsmobilisation des Sprunggelenks	Komplexgymnastik	Isotonie	2mal 20 Minuten Eisbehandlung	Sporeg-Matte
Aktivierung, Stärkung und Stabilisierung der Wadenmuskulatur	Spezielle Dehnungs- und Gehübungen	Auxotonisches Muskeltraining		Fahrradergometer
	Übungen für Plantar- und Dorsalflexion gegen leichte bis mittlere Widerstände	Kraftausdauertraining		Spezifische Böden
Kreislaufverbesserung		Isokinetisches Training		Gelenk-Tester
	Beinstreckung mit Kraftansatzpunkt über der Ferse	Organisches Kreislauftraining		Auxo-Trainer
				Isokinetische Diagnose- und Trainingsgeräte

3. Phase: Funktionelles Muskeltraining

Trainingsziele	Trainingsformen	Trainingsmethoden	Trainingsumfänge	Trainingsmittel
Gelenkmobilisation	Radfahren (siehe Tab. 24)	Isotonie	Täglich 2mal 60 bis 80 Minuten	Sprossenwand
Normales Gehen	Komplexgymnastik, Dehnungsübungen	Auxotonisches Muskeltraining	2mal 20 Minuten Eisbehandlung	Sporeg-Matte
Übergang zum Traben/Laufen	Gehübungen: Abrollen über Fußballen	Isokinetisches Training		Fahrradergometer
Weitere Stärkung der Wadenmuskulatur	Übergang zum Traben/Laufen	Organisches Kreislauftraining		Hanteln, Kurzhanteln
Kreislaufverbesserung	Übungen für die Supination und Pronation gegen Widerstand	Kraftausdauertraining zur Stärkung der Wadenmuskulatur		Medizinbälle
				Sporeg-Gelenk-Tester, Hüftmaschine
				Auxo-Trainer, Isokinetische Diagnose- und Trainingsgeräte

4. Phase: Muskelbelastungstraining

Trainingsziele	Trainingsformen	Trainingsmethoden	Trainingsumfänge	Trainingsmittel
Schmerzfreies Lauftraining	Spezifische Dehnungsübungen	Ausdauertraining, Schnelligkeitsausdauertraining	2mal tägliches Training 90 Minuten	Sporeg-Matte
Abschlußtest	Funktionelles Muskelbelastungstraining	Schnelligkeitstraining	2mal 20 Minuten Eisbehandlung	Weichböden, spezifische Bodenbeläge
Volle Belastung des Sprunggelenks	Lauftraining (Ausdauer, Intervall, Sprints)	Isokinetisches Muskeltraining		Fahrradergometer
Test: – allgemein – sportartspezifisch	Sprungkrafttraining			Hanteln, Kurzhanteln, Medizinbälle
	Simulationstraining			Sporeg-Gelenk-Tester
				Hüftmaschine, Beinstrecker
				Isokinetische Diagnose- und Trainingsgeräte

Abb. 2

4. Phase

In der 4. Phase des Aufbautrainings werden wie bei den anderen Sprunggelenkverletzungen die vorgesehenen Trainingsinhalte absolviert. Dazu gehören wiederum spezielle Dehnungsübungen, komplexgymnastische Trainingsformen und die Fahrradergometrie. Eine 20minütige Eisbehandlung schließt sich jeder Trainingseinheit an.

Literatur

Bertolini R, Leutert G (1978) Atlas der Anatomie des Menschen, Bd. 1. VEB Georg Thieme, Leipzig
Ehrich D, Gebel R (1988) Aufbautraining nach Sportverletzungen, 2. Aufl. Philippka-Verlag Münster
Paul B (1984) Die Bedeutung des Krafttrainings für Therapie und Rehabilitation von Sportverletzungen. Medizin Sport 24: 4
Peterson L, Renström P (1987) Verletzungen im Sport. Deutscher Ärzteverlag, Köln
Tittel K, (1982) Beschreibende und funktionelle Anatomie des Menschen. VEB Gustav Fischer Verlag, Jena
Harre D (1982) Trainingslehre. Sportverlag, Berlin (Ost)
Letzelter M (1978) Trainingsgrundlagen. Rowohlt Taschenbuch-Verlag, Reinbek
Weineck J (1983) Optimales Training. Leistungsphysiologische Trainingslehre. Perimed Verlagsgesellschaft, Erlangen

Sachverzeichnis

ALRI (antero-laterale Rotations-
  instabilität) 24
–, Begleitverletzungen 26
–, chronische 89 ff.
Anästhesieverfahren 57, 62
Anatomie der Sprunggelenke 9
Ankle Brace 50
Arthrose 84, 86
–, radiologische Veränderungen 83
–, graduelle Einteilung 83
Arthroskopie des OSG 105
– –, Indikation 105
– –, Komplikationen 108
– –, Technik 106
Articulatio talocruralis 9
– –, Anatomie, funktionell 9 ff.
– –, Biomechanik 10 ff.

Bänderriß, mehrzeitig s. Second stage
  Ruptur
Bagatellverletzung, rezidivierende 81
Bandapparat 29
–, Elastizität 31
–, Elongation 29
–, Immobilisierung 32
–, physikalische Eigenschaften 29 ff.
–, Steifigkeit 31
Bandausriß, knöchern 74, 85, 86
Bandersatz, alloplastisch 89
Bargon, Einteilung nach 83
Behandlungskonzept, Abstufungen 99, 100,
  102
Biomechanik der Sprunggelenke 9
Bursitis, epimallaeolär 82

Diagnostik, klinische 81, 89
–, –, weight-bearing Aufnahme 84
–, radiologische 33 ff., 43, 67, 74, 83, 84, 86,
  89
–, –, Arthrographie 37 f.
–, –, gehaltene Aufnahme 33, 86, 98
–, –, Seitenvergleich 36
Differentialdiagnostik OSG/USG 33 ff., 86

Elektronenmikroskopie 74
Elmslie-Plastik, modifiziert 100
Epidemiologie der Sprunggelenk-
  verletzung 1 ff.
Epiphyseolyse, distale Fibula 24 f.
Erstmaßnahmen 39 ff.
–, Kälteanwendung 40
–, Kompression 41
–, Ruhigstellung 40
Evans-Plastik 100

Fersenbeinvalgisation 89
Fersenbeinwinkel 48
Fußball 6
Fußwurzelbucht 19
–, Anatomie, funktionell 19 f.

Ganganalyse 23, 41
Gelenkimmobilisierung
–, Folgeschäden 109
Gelenkkammer, supratalare 11
Giving-way-Phänomen 59

Instabilität, chronische 81 ff., 89
–, –, Arthroskopie 105 ff.
–, –, Folgeschäden 82, 83, 85, 86
–, –, Pathophyseologie 83
Intervall, asymptomatisches 99

Kältetherapie 40, 109, 115
Knorpelschäden 86, 84
Kompensation, dynamische der
  Instabilität 89

Lebensqualität 89
Leichtathletik 6
Lichtmikroskopie 74
–, Fixierungstechnik des Präparates 74
Lig. calcaneonaviculare mediale 18
Lig. deltoideum 16
– –, Biomechanik 16

118

Lig. fibulocalcaneare 14, 24, 36, 61
– –, Verletzungsmorphologie 25
Lig. fibulotalare anterius 14, 24, 36, 47, 61
– – –, Anatomie, funktionell 14
– – –, Verletzungsmorphologie 25
Lig. fibulotalare posterius 14, 24, 57
– – –, Anatomie, funktionell 14
Lig. neglectum s. Lig. calcaneonaviculare
  med
Lig. talocalcaneare 16
Lig. talonaviculare 18
Luxatio pedis 71, 86, 97

Malleolengabel
–, Bewegung bei Flektion/Extension 13
–, Normalbelastung 12
Membrana interossea cruris 14
Muskelaufbautraining 109 f.
–, phasischer Aufbau 110 f.
–, Rahmentrainingsplan 113

Nachbehandlungsschemata 58, 63, 93, 99
Narbenbildung des Bandapparates 77, 81, 86
N. suralis 57

Op–Planung, Verfahrensplan 99 f.
Orthesen s. Stabilisationshilfen, äußere
Osteochondrosis diss 84, 86

Pathohistologie des Bandapparates 74
Periostlappenplastik 77, 89, 99
–, Ergebnisse 93 f.
–, Indikation 89
–, Op-Technik 89 f.
Peronaealloge, Atrophie 86
Peronaeus-brevis-Sehnenplastik 77
Physiotherapie 93, 109 ff.
Prävention
–, Laufanalyse 41
–, orhopädie-technische Hilfen s.
  Stabilisationshilfen, äußere
Pronationstrauma 27
Proprioceptoren 30, 81, 89, 93
Pseudarthrose, Fibulaspitze 74, 85, 86

Racketsport 6
Reitsport 6
Reruptur 73
Rupturen, ligamentäre
–, –, akute 24, 73, 74
–, –, Kombinationen 24
–, –, second-stage 71, 73, 75, 76

Second-stage-Verletzung 71, 73 ff.
– –, Diagnostik 73
– –, konservative Therapie 75
Spätergebnisse
–, konservativ 59, 67 ff., 74 f.
–, operativ 59, 64 f., 67 ff., 74, 93, 99
Sportfähigkeit nach Tenodese 97
Sportverletzungen 1, 23, 33, 81, 86
–, Epidemiologie 1 ff.
–, Körperregionen 5
–, statistische Verteilung 2 ff.
Sprunggelenkdistorsion, habituelle 81
Sprunggelenk, oberes 12, 23
–, –, Anatomie, funktionell 12
–, –, Biomechanik 12
–, unteres 13, 23
–, –, Anatomie, funktionell 13
–, –, Biomechanik 13
Stabilisationshilfen, äußere 41, 47 ff., 99
–, –, Arten 49 ff.
–, –, Voraussetzungen, biomechanische 48
Stabilisatoren, dynamische 24, 94
Stabilschuhe 51
Streßtenographie 33
Supinationskette 26
Supinationstrauma 23, 26, 39
–, kindliches 24, 26
–, Ursache 23, 41
Syndesmosenruptur 26
Syndesmosis tibiofibularis 14, 26, 62
Synovitis, chronische 82, 106

Talus
–, Anatomie, funktionelle 10 ff.
–, Begleitverletzungen 71, 74, 84
Tape-Verband 51, 99
Tenodese 97, 102
–, Techniken 100
Trainingsplan 113
Trauma, adäquates 73
Trochlea tali
– –, Anatomie, funktionelle 10
Turnen 6
Two-stage Ruptur s. second stage Ruptur

Verletzung, osteochondrale 71, 74, 84
Verletzungsmechanik, lateraler
  Bandapparat 23, 47, 73
–, – –, Altersabhängigkeit 26
–, – –, Verletzungsmuster 24
–, – –, Voraussetzungen 24
Versorgung, operativ 45, 57 ff., 61 ff., 77, 89,
  97, 105
–, –, Indikation 57, 61, 71, 77, 89, 100, 105
–, –, Nachbehandlung
–, –, –, funktionell 58, 63

–, –, –, Gipsverband   58, 63, 93
–, –, –, Komplikationen   58, 101
–, –, Op-Technik   57, 62 f., 77, 90 f., 100, 105
–, –, Zugänge   57, 62

Weber A Fraktur   24, 26, 85
Weight-bearing-
   Aufnahme   84
Wintersport   6

Hefte zur
Unfallheilkunde

Beihefte zur Zeitschrift „Der Unfallchirurg". Herausgeber: J. Rehn, L. Schweiberer, H. Tscherne

Heft 203: R. Wolff (Hrsg.)

Zentrale Themen aus der Sport-orthopädie und -traumatologie

Symposion anläßlich der Verabschiedung von Herrn. Prof. Dr. G. Friedebold, Berlin, 25.–26. März 1988

1989. Etwa 220 S. 131 Abb. 14 Tab. Brosch. Ca. DM 120,– ISBN 3-540-51325-6

Heft 202: P. Habermeyer, H. Resch

Isokinetische Kräfte am Gleno-humeralgelenk / Die vordere Instabilität des Schultergelenks

1989. XIV, 166 S. 65 Abb. 57 Tab. Brosch. DM 86,– ISBN 3-540-51122-9

Heft 201: W. Hager (Hrsg.)

Brüche und Verrenkungsbrüche des Unterarmschaftes

22. Jahrestagung der Österreichischen Gesellschaft für Unfallchirurgie, 2.–4. Oktober 1986, Salzburg

1989. XIX, 431 S. 191 Abb. 240 Tab. Brosch. DM 198,– ISBN 3-540-50741-8

Heft 200: A. Pannike (Hrsg.)

5. Deutsch-Österreichisch-Schweizerische Unfalltagung in Berlin 18.–21. November 1987

1988. LV, 716 S. 179 Abb. Brosch. DM 178,– ISBN 3-540-50085-5

Preisänderungen vorbehalten

Heft 199: V. Bühren, H. Seiler (Hrsg.)

Aktuelle Aspekte in der arthroskopischen Chirurgie

Grundlagen, Techniken, Alternativen

1988. X, 203 S. 120 Abb. 55 Tab. Brosch. DM 124,– ISBN 3-540-50073-1

Heft 198: R. Wolff

Knochenstabilität nach Kontakt- und Spaltheilung

Eine tierexperimentelle Studie

1989. XIV, 104 S. 46 Abb. Brosch. DM 75,– ISBN 3-540-50107-X

Heft 196: A. Biewener, D. Wolter

Komplikationen in der Unfallchirurgie

Computergestützte Datenanalyse über einen Fünfjahreszeitraum

1989. VIII, 192 S. 23 Abb. 165 Tab. Brosch. DM 89,– ISBN 3-540-50004-9

Heft 195: P. Habermeyer, P. Krueger, L. Schweiberer (Hrsg.)

Verletzungen der Schulterregion

VI. Münchener Innenstadt-Symposium, 16. und 17. September 1987

1988. XIV, 300 S. 162 Abb. 46 Tab. Brosch. DM 156,– ISBN 3-540-19316-2

Springer-Verlag Berlin
Heidelberg New York London
Paris Tokyo Hong Kong

Springer

Hefte zur

Unfallheilkunde

Beihefte zur Zeitschrift „Der Unfallchirurg". Herausgeber: J. Rehn, L. Schweiberer, H. Tscherne

Heft 194: **S. B. Kessler, L. Schweiberer**

Refrakturen nach operativer Frakturenbehandlung

1988. XI, 73 S. 75 Abb. Brosch. DM 68,-
ISBN 3-540-19018-X

Heft 193: **I. Scheuer, G. Muhr**

Die Meniskusnaht

Eine sinnvolle Therapie

1988. VIII, 102 S. 40 Abb. Brosch. DM 78,-
ISBN 3-540-18957-2

Heft 192: **C. Eggers**

Einbauverhalten autologer Knochentransplantate

Bedeutung der Transplantatverdichtung und der Lagerstabilität

1989. VIII, 114 S. 87 Abb. 17 Tab. Brosch. DM 69,-
ISBN 3-540-50514-8

Heft 191: **L. Faupel**

Durchblutungsdynamik autologer Rippen- und Beckenspantransplantate

1988. VIII, 72 S. 38 Abb. 13 Tab. Brosch. DM 53,-
ISBN 3-540-18456-2

Heft 190: **J. Hanke**

Luxationsfrakturen des oberen Sprunggelenkes

Operative Behandlung und Spätergebnisse

1989. XI, 131 S. 76 Abb. 16 Tab. Brosch. DM 78,-
ISBN 3-540-18225-X

Preisänderungen vorbehalten

Heft 189: **A. Pannike** (Hrsg.)

50. Jahrestagung der Deutschen Gesellschaft für Unfallheilkunde e. V., 19.–22. November 1986, Berlin

Präsident: H. Cotta
Redigiert von A. Pannike

1987. LXXV, 1243 S. (in zwei Bänden, die nur zusammen abgegeben werden). 486 Abb. Brosch.
DM 348,- ISBN 3-540-17434-6

Heft 188: **R. Op den Winkel**

Primäre Dickdarmanastomosen bei Peritonitis

Eine Kontraindikation?

1987. VIII, 122 S. 102 Abb. Brosch. DM 98,-
ISBN 3-540-17428-1

Heft 187: **W. Hohenberger**

Postsplenektomie-Infektionen

Klinische und tierexperimentelle Untersuchungen zu Inzidenz, Ätiologie und Prävention

1987. XI, 112 S. 11 Abb. Brosch. DM 46,-
ISBN 3-540-17429-X

Heft 186: **U. P. Schreinlechner** (Hrsg.)

Verletzungen des Schultergelenks

21. Jahrestagung der Österreichischen Gesellschaft für Unfallchirurgie, 3.–5. Oktober 1985, Salzburg

Kongreßbericht im Auftrage des Vorstandes zusammengestellt von U. Schreinlechner

1987. XX, 487 S. 244 Abb. Brosch. DM 198,-
ISBN 3-540-17431-1

Springer-Verlag Berlin
Heidelberg New York London
Paris Tokyo Hong Kong

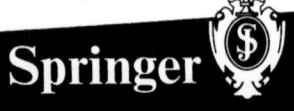

Springer